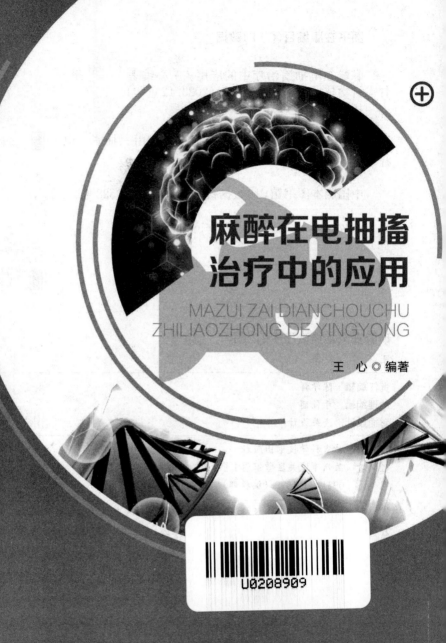

麻醉在电抽搐
治疗中的应用

MAZUI ZAI DIANCHOUCHU
ZHILIAOZHONG DE YINGYONG

王 心 ◎编著

U0208909

甘肃科学技术出版社
（甘肃·兰州）

图书在版编目（CIP）数据

麻醉在电抽搐治疗中的应用/王心编著. -- 兰州：
甘肃科学技术出版社,2018.6（2023.12重印）
ISBN 978-7-5424-2598-0

Ⅰ.①麻… Ⅱ.①王… Ⅲ.①麻醉－应用－抽搐－电
疗法 Ⅳ.①R741.041

中国版本图书馆CIP数据核字（2018）第126528号

麻醉在电抽搐治疗中的应用

王 心 编著

责任编辑 陈学祥
助理编辑 于佳丽
封面设计 麦朵设计

出 版 甘肃科学技术出版社
社 址 兰州市城关区曹家巷1号 730030
电 话 0931-2131572（编辑部） 0931-8773237（发行部）
发 行 甘肃科学技术出版社 印 刷 三河市铭诚印务有限公司
开 本 880毫米×1230毫米 1/32 印 张 7.125 插 页 1 字 数 203千
版 次 2018年6月第1版
印 次 2023年12月第2次印刷
印 数 1001~2050
书 号 ISBN 978-7-5424-2598-0 定 价 124.00元

前　言

电抽搐治疗（ECT）是精神科除药物治疗（化学药物治疗）外的一种物理治疗方法，1938 年 Bini 和 Cerletti 最早使用电休克治疗方法（Eletro-shock Therapy），后改名为电抽搐治疗（Electric Convulsive Therapy,ECT）。20 世纪 70 年代以前，临床上所采用的电抽搐治疗是在无麻醉诱导和肌肉松弛的基础上进行的，也就是所谓的传统电抽搐治疗技术。由于其在治疗前瞬间患者的意识是存在的，患者对治疗时所带来的痛苦体验十分深刻。而且副作用多，如骨折、呼吸道综合征和心血管系统并发症等，安全性不高，故治疗范围狭窄。随着人们对电抽搐治疗的进一步认识，近 80 年不断的改进完善，麻醉专业的加入，现已基本淘汰了传统式的治疗手段，即在全麻状态下进行电抽搐治疗操作。治疗前的诱导可以缓解患者对治疗的恐惧感，肌肉松弛剂的运用大大减轻了治疗对躯体的不利影响，治疗中的监护，大大提高了治疗的安全性，所以现在又称改良性电抽搐治疗（Modified Electroconvulsive Therapy，MECT）。

本书编写者是从事电抽搐治疗的麻醉医务工作者，从事临床麻醉20余年，在和同行的交流中发现从事电抽搐的麻醉人员要么是由精神科医生转岗培训、要么是年轻的麻醉医生，存在麻醉经验不足、临床问题处理不当等问题，再者电抽搐治疗有其特殊性，深感临床上需要一本实用书籍，以指导从业者临床中参考，因此在工作之余查阅相关资料，结合自己实践经验，编写了本书。本书第一章至第十四章主要是电抽搐治疗的基本常识，第十五章主要是临床麻醉的基本知识，第十六章是电抽搐治疗中麻醉的实际应用，内容涉及面广，实用性强，希望能给相关临床工作者提供帮助。

鉴于作者水平有局限，成书时间较短，错误和不足之处恳请广大读者提出宝贵意见。

目 录
contents

第一章
电抽搐治疗的历史演变

第一节　概　　述

电抽搐治疗以往也称电休克治疗(Eletro-shock Therapy,EST),"休克"一词不当,故改称电抽搐治疗(Electric Convulsive Therapy,ECT), 是相对于精神科药物治疗的一种物理治疗方法,能有效治疗某些严重的精神疾病、神经疾病,是目前精神科的一种重要的治疗方法。电抽搐治疗是指用短暂、适量的电流刺激大脑,引起病人意识丧失,皮层广泛放电和全身抽搐,继而控制病人精神症状的方法。80年来不断改良完善,目前临床使用的方法是无抽搐的电痉挛术,称作改良性电抽搐治疗(Modified Electro-convulsive Therapy,MECT)。

精神科的治疗还是以药物治疗占主导地位,对精神疾病的治疗起到了重要作用,但是目前对精神疾病的病因还不清楚,故综合治疗还是目前精神疾病的主要措施。电抽搐治疗就是其中一种方法。临床上会有相当多的病人,接受药物治疗、心理治疗无效,或者因为严重的药物副作用而无法耐受治疗;或者症状严重,需要紧急处理,如重性抑郁有自杀倾向、兴奋躁动的病人,有伤人或自伤行为的病人,木僵的病人等,对这些病人,电抽搐治疗是一种快速、有效、安全的治疗方法。

电抽搐治疗方法也有一些不足和争议,对于电抽搐治疗方法对脑组织的损害,认知功能的损害至今还有一些争议,电抽搐治疗引起的副作用也不能不引起重视和注意。正是由于这些争议和问题的存在,也促进了对电抽搐治疗的不断改进和改良,包括电流、电压、通电时间、电疗次数、疗程的间歇时间、电极的放置、相关药物的使用、治疗的应急措施和设备等都得到相应改善。

第二节　电抽搐治疗的起源和发展

现代电抽搐方法治疗精神疾病的创始人是匈牙利医生Ladislaus Von Meduna,他在 1934 年首先使用抽搐疗法治疗精神病病人。他使用这种疗法的依据是:患有癫痫并出现精神病症状的病人,在癫痫自发性发作之后,精神症状明显好转;另外,患癫痫的病人,若出现精神分裂症的临床表现,其预后良好。Ladislaus Von Meduna 认为,癫痫发作与精神病症状之间存在生物学拮抗作用,因此他利用樟脑注射的方法,使精神病病人出现癫痫发作。首批治疗的 26 名病人当中,有 13 名病人的精神症状出现部分或完全缓解,但长期使用樟脑注射会产生不少副作用,在不断的探索中,他发现使用戊四氮注射液效果比樟脑好,副作用相对少,但仍有心肌损害、血栓等。

意大利医生 Bini 和 Cerletti 将电极放置在病人头部,通过电刺激引起抽搐的方法来治疗精神病人,与以往药物抽搐治疗相比,相对安全、简便、可靠,但临床产生的副作用也很明显,如骨折、脱臼、脑损害、心血管副作用、自发性癫痫发作,甚至死亡。癫痫的发作,强直期肌肉的强力收缩,其中骨折和脱臼是相对常见的, 为了减少这些严重副作用,1940 年 Beunett 通过注射箭毒肌肉松弛剂减少了骨折,但箭毒的副作用明显,1951 年 Arnol 和

1952 年 Holmbery 选用琥珀酰胆碱,但由于注射后病人出现全身肌肉松弛呼吸停止未推广使用,1955 年 Saltman 改用治疗前注射麻醉剂让病人入睡再使用肌肉松弛剂。这种改良的方法可以消除单用肌肉松弛剂所产生的窒息感和呼吸停止,又可减少肌肉收缩产生的骨折等并发症,这就是改良的电抽搐治疗方法(MECT)的早期阶段。以后又有从事电休克的麻醉医生对所使用的药物进行了改进,如使用了丙泊酚和依托咪酯,肌肉松弛剂罗库溴铵、阿曲库铵,电抽搐治疗方法比以前更安全了。

电流的种类和电流量大小对疗效和减少认知功能的损害也很重要,以往刺激的电流是正弦波,电量不好控制,改进后的电流是脉冲矩形波,电流是突然上升和下降,符合刺激引起癫痫的作用,通过对电量大小和通电时间做出控制,对治疗的成功和减少副作用也有重要作用。

在减少对意识和记忆的影响方面,1956 年,Thenvn 通过对电极的放置提出了非优势半球单侧电抽搐治疗,但还有争论,目前还是采用双侧电极放置的治疗方法。

1980 年以后,电抽搐治疗更关注安全有效,通过仪器的配合使用及时了解治疗过程的癫痫放电的情况,提出了检测临床疗效的指标,包括抽搐能量指数、抽搐后抑制指数和抽搐一致性等,还通过麻醉医生的麻醉药物的合理使用、治疗过程的检测、呼吸的管理等深度参与大大提高了安全性。

电抽搐治疗自问世以来一直不断的改良和完善,在不断地改进过程中发展,随着经颅磁刺激和迷走神经刺激等新物理治疗手段的出现,为精神病的治疗提供了更多的方法和手段。

第二章
电抽搐治疗的原理

第一节 波形、波宽、频率和电流

一、波形

国内使用的电抽搐治疗仪分两大类:一是传统的正弦波电刺激;二是现代脉冲矩形波电刺激。

正弦波电刺激是一种持续增强与减弱的电流,每秒改变 120 次方向。每个周期由一个正向波和负向波组成,频率每秒 60 次,波宽 8.3ms。脉冲式矩形波电刺激电流陡然上升,陡然下降,在 1ms 内释放能量。由于电流在电刺激最高点消失,脉冲式矩形波电刺激的电荷仅为小部分,在单位电荷或能量下,一个简短的脉冲刺激比一个正弦波更易诱导发作,是正常状态的 3 倍。

正弦波电流是以逐渐上升和下降的方式提供电量,其中大部分电量低于神经元去极化所需的最小电量。而脉冲式矩形波电刺激则以突然上升和下降的方式提供刺激电量。其电量均大于神经元去极化所需的最小电量,比正弦波更高效。正弦波电刺激多余的电量还会对患者的认知和脑电图产生不良影响,引起严重的记忆缺失。脉冲式矩形波电刺激则认知缺损副作用较小。

二、波宽

正弦波电刺激和脉冲矩形波电刺激主要的区别是波宽，60Hz 的正弦波波宽 8.3ms，波宽大于 1.0ms 的疗效差，而且增加了患者认知的副作用和风险。但对于老年患者是在生理范围内的波宽提供最大刺激，减少了风险。

三、频率

神经元的去极化和复极需要 6ms 左右，所以脉冲波间隔时间是 ECT 有效性的一个重要指标。频率在 83.3Hz 的电刺激则与神经元去极化和复极所需的时间(6ms)相冲撞，电刺激有一半落到了神经元的不应期。因此，波宽为 0.5~1.0ms 效能最大，频率在 83.3Hz 以下效能更佳。

四、恒压和恒流

正弦波对患者的另一不利之处是其电压恒定，但是刺激电量随电阻的变化而变化，当患者阻值过低时，电流相对过大，阻值过高时，降低了刺激能量和电量，而导致不发作。

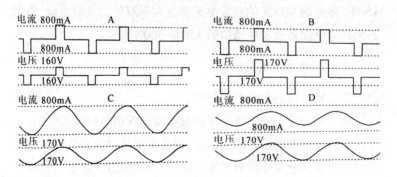

图 1　正弦波电刺激和脉冲式电刺激

第二节 刺 激 强 度

一、刺激阈值

诱导每个病人发作的刺激阈值明显不同,抽搐阈值的确定是个复杂的问题,抽搐阈值会随年龄增加而增加;而一个疗程中随着治疗次数的增加,阈值也要逐渐增加;男性的阈值较女性高,双侧式较单侧式高些,药物也可以影响抽搐阈值,如苯二氮䓬类、丙戊酸镁可增加发作阈值,戊四氮、咖啡因、茶碱降低了发作阈值,因此,如果对所有病人使用相同电流强度来诱导发作,那么发作阈值高的接受到的刺激强度不够;而对于发作阈值低的病人太强的刺激会给病人带来不必要的认知障碍。小儿和青少年尤其要注意发作阈值非常低。抽搐过程和抽搐阈值之间呈高度相关关系。年龄越大,疗程中治疗次数越多,则抽搐过程越短。过度给氧和给30%浓度给氧比较,可延长抽搐时间。一般说来,使用双侧 MCT 的病人应该接受适量超阈值的电流刺激,大致发作阈值的50%~150%。单侧的 MECT 的刺激电流要远大于双侧的刺激电量,使用右侧就要接受超过发作阈值的150%~500%的电量。

二、刺激强度的选择

有三种方法确定刺激的强度。

第一种是滴定法。滴定法是确定发作阈值最精确的方法,通常在第一次治疗时进行滴定测试。初始剂量的选择是仅仅少数患者可以引起充分发作的刺激量。一旦输入的刺激只能使病人处于亚惊厥状态,只有再次增大刺激的强度重新刺激,重复刺激的间隔时间20s,用刚好阈值上刺激就可产生发作,还可以纠正之前亚惊厥状态引起的副反应。重复刺激不超过 3 次。每次治疗中刺激的参数和刺激的量应该详细记录。滴定法过程中需要额外追加使用麻醉剂的情况很少见，但是可以追加使用。

第二种是公式法。最简单的推测刺激度的公式是使用病人的年龄，在电抽搐治疗领域中的大多数研究结果是一致的，认为抽搐阈值和患者年龄显著的正相关。也就是说抽搐阈值的确定因素之一实际上就是患者年龄。抽搐阈值和年龄之间呈中度相关，波动范围 0.33~0.43；和性别无关，和治疗电极置式无关，和初始抽搐阈值的大小也无关。

根据年龄来确定刺激电量要使用公式，该公式提供一个刺激电量的平均值，大约是抽搐阈值的 2.5 倍，公式为：

$$刺激电量值 = 年龄 \times 5 (mC, 毫库)$$

比如，20 岁的患者，初始刺激电量是 100mC（毫库），这个公式算出的值是抽搐阈值的 2.5 倍。

第三种是固定式、高电量刺激法。不用考虑病人或治疗因素，所用电量范围在 375~500mC（毫库），这样可以确定患者能获得快速、最好的治疗效果，而不需要经过复杂的亚抽搐刺激过程，但在单侧 ECT 治疗中是否适当还有争议。由于发作阈值有明显个体差异，用固定的高剂量，部分病人接受到的刺激强度可能超过 10 倍以上，这样大的剂量可能会增加认知的功能障碍，相反，极少数初发阈值高的患者，使用固定电量又可能发生亚惊厥状态。

刺激剂量的确定还应该考虑在治疗过程中发作阈值会改变，部分患者会出现大幅增长，可达到 25%~200%。这样为了维持一个持续的阈上水平刺激，需要增加电量，对于刺激剂量已能足够发作但产生严重副反应的病人，要减少刺激强度，延长治疗间隔时间，而对于一些临床反应缓慢或不够，副反应不超过中度的病人可增加刺激电量。还可以使用滑奏技术，即从亚惊厥到惊厥逐渐增加刺激强度。

以上是确定刺激电量的方案,但还可能不是最能符合神经元放电和复极化的生理学特点。

三、效果的评价

一般说,医生主要通过抽搐发作时间来估计抽搐质量,但总发作时间和治疗效果没有必然联系,可以通过抽搐能量指数、抽搐一致性指数和抽搐发作后抑制指数等评价抽搐质量。

抽搐能量指数:总的平均波幅×抽搐时间。低于550的抽搐能量指数需要设定更高的电量。

抽搐一致性指数:100−(EEG与EMG)抽搐时间差/(EEG与EMG)抽搐时间和。低于51%要较高的电量重新刺激。

抽搐发作后抑制指数:反映抽搐末EEG波幅下降至平台状的速度和程度,抽搐结束0.5s后开始3s内的平均波幅/抽搐过程中平均3s峰波幅,低于80%的抑制指数需要较高的电量。

第三章
电抽搐治疗的作用机制

电抽搐治疗作用机制还不明确,但提出了以下几种假设。

一、神经心理假设

抽搐治疗中意识将要丧失之前出现濒死感使患者产生再生意念。

二、神经生理假说

早期发现精神分裂症和癫痫存在明显对抗性,即有癫痫发作的患者能很快从精神症状中缓解,Meduna 发现癫痫患者脑神经胶质细胞增加,而精神分裂症患者脑胶质细胞减少。通过EEG 分析,发现 ECT 治疗后,脑电波呈普遍抑制现象,若出现抑制不对称、慢波少则疗效不佳。

三、神经生化假说

(一)神经递质方面

电抽搐治疗可能改变中枢神经系统的多巴胺或胆碱能反应,电抽搐治疗后,多巴胺自身受体的敏感性下降,D_1 受体激动剂增强了对腺苷酸环化酶的兴奋作用,多巴胺传递功能增强。电惊厥还可能降低中枢神经系统胆碱能功能。

电抽搐治疗具有抗惊厥作用,提高了癫痫发作阈值,电抽搐治疗时中枢神经系统某些区域的 GABA 水平提高，提示紧张性抑制可能会增强，但还不清楚电抽搐是否始终可引起 GABA A 受体改变。另外，电惊厥使内源性阿片系统发生改变也可能抗惊厥。第三个可能的抗惊厥机制是释放内源性腺苷。电抽搐治疗抑郁也可能是通过对谷氨酸神经递质的影响，降低了 NMDA 受体功能。

(二)内分泌激素方面

电抽搐治疗能促甲状腺素、促肾上腺皮质激素、催乳素、催产素、血管加压素、神经生理因子、内啡肽改变。

1. 促甲状腺激素、促甲状腺释放激素

对于促甲状腺激素在抽搐治疗的过程中释放量是增加还是减少或者不变，存在许多争议，但抽搐治疗过程中总的脑电图峰波活动程度和促甲状腺激素的释放之间存在一定关系。而促甲状腺释放激素和电抽搐治疗之间，大部分研究人员认为不存在联系。

2. 促肾上腺皮质激素释放因子、促肾上腺皮质激素、皮质醇

电抽搐治疗可暂时性导致血浆促肾上腺皮质激素和可的松增加，但可的松对电抽搐治疗的应答和症状改善之间的关系还无定论。

促肾上腺皮质激素释放因子无改变。

3. 催乳素

抽搐发作之后升高 10~50 倍，峰值时间是在抽搐发作之后大约 10min，2h 左右恢复正常。Swartz 认为电抽搐治疗导致催乳素大量释放，而黄体生成素水平并不随促卵泡素的释放而增加，是对多巴胺能系统强力急性拮抗作用所致。但现在还不能证明催乳素释放和症状改善之间存在相关关系。

4. 催产素、血管加压素、神经生理因子

Walley(1982)发现电抽搐治疗后血浆催产素和神经生理因

子含量迅速升高,Scott(1986)也发现电抽搐患者神经生理因子的
释放和抑郁症临床症状改善有一定关系,血管加压素在原来基础
上升高 10 倍,峰值在治疗后 5~10min,恢复到基线水平大约需要
30min。

5. 生长激素

大多数研究认为电抽搐治疗血浆中生长激素不变。

6. 内啡肽

电抽搐治疗可以提高血浆中内啡肽的含量,治疗后可以检测
到内啡肽含量增加。内源性阿片类物质对电抽搐治疗所诱导的
抽搐发作具有终末效应,可以降低抽搐阈值。

7. 其他激素

Matheb(1987)报道在进行电抽搐治疗之后,所有患者前列腺
素 E-2 显著升高,最高达 50%,维持 15~30min,而且和 ACTH 以
及可的松变化一致。

第四章
电抽搐的生理变化

第一节 脑生物电变化

一个电刺激能够使有效数量的神经元去极化,继而发生一个全身的、发作性的、中枢性的抽搐发作,这个值就是抽搐发作的电量,单位是 mC(毫库)。在 ECT 产生的抽搐早期阶段,阈下刺激仅激活一种脑电"唤醒"反应,即低幅快波,这些是可以明显加以区分的。Weiner 曾命名"癫痫吸收"相,由于重要的阈上刺激的原因,最初 8~12Hz 的低幅活动迅速被流经大脑的高度同步的 10~20Hz 的多个尖峰波所取代,且和运动性发作的抽搐一致。这种规律的释放使抽搐扩展的速度逐步降低,也涉及尖波的特性和痉挛运动相慢波的复杂性,发作终止前,可使其降慢至 1~3Hz,且被水平的脑电波(EEG)所中断。早期研究表明,在抑郁症患者当中 ECT 产生的脑电慢波化与治疗效果有直接关系。Roth 用全面测量的方法来评估经 1 个疗程 ECT 治疗后的内源性抑郁症患者由静脉使用硫喷妥钠产生的 EEG 中波活动情况,发现 δ 波活动出现越多,3~6 个月后复发的可能性越小,ECT 治疗后头 3d 由硫喷妥钠引发的 δ 波活动和治疗无关。Fink 和 Kahn 也用客观的方法测量了一份大样本患者中 ECT 产生的 δ 波活动情况,并认为这种 δ 波活动可用作 8 周后随访评价临床疗效的指标。他们还发现这些 EEG 慢波化最显著的患者其临床改善的情况也最好。

在随后 Fink 的实验研究中，计算机衍生的频率和能量特殊分析法得到了应用，以测量 ECT 后 EEG 中 δ 波活动情况。在抑郁症患者中，用汉密尔顿抑郁量表的减分率来判断疗效，结果发现临床疗效与所测数据之间无相关关系。这种研究和早期的研究比较，其差别在于应用了计算机分析及多元化回归分析程序，在计算 EEG 慢波化与临床疗效相关性之前已消耗了各种治疗均数的协方差影响。

但是，先前的研究仅仅涉及最初测量整个 EEG 慢波化的问题，由于每侧半球是独立的，通过对全脑数据的分析来获取脑电慢波化与临床疗效之间的关系的证据是困难的。在研究中，34 名抑郁患者在接受 6 次右侧单电极或双侧电极 ECT 治疗前后，分别得到了其 HAMD 评分及 EEG 视觉和计算机分析资料，两类资料均是双盲和独立评分。两种 ECT 方法获得了完全相同的临床效果而未发现 EEG 慢波化不对称现象。然而，随后在双侧式 ECT 患者中由于出现了不对称性脑电慢波化而显示出明显的治疗优势。右侧的不对称与单侧 ECT 治疗效果差有关，左侧的不对称性与双侧 ECT 及治疗效果较好有关。进一步进行计算机 EEG 分析，左、右脑电慢波化比率则支持这种关系，说明这不是年龄、利手、ECT 前 EEG 不对称或药物治疗的影响。

在随后试图证实这一结果的研究中，我们应用了主脉冲刺激和宽颞顶 d'ELia 单侧置放电极以代替正弦波刺激和最初应用的窄 Lancaster 放置点，然而，这次从 33 例抑郁症男性患者 6 次失败的 ECT 治疗中获得的视觉脑电图资料证实了先前的治疗效果与 ECT 在不同大脑侧面产生的脑电慢波化相关。这些结果很可能和不同的刺激电或波形有关，这与主脉冲刺激较正弦波刺激减轻了神经毒性的结果相一致，且不支持 ECT 产生 EEG 一侧慢波化是 ECT 治疗抑郁症效果集中体现的假说，因而，双侧 ECT 较单侧 ECT 具有一个简单的治疗优点，而并非在产生 EEG 一侧化和治疗效果之间有特殊关系。

Sackein 的研究结果作为一种推理特别有意义，即 ECT 后立即造成前脑血流减少和临床效果之间具有很强的相关性，因为它既增加了 δ 波的能量又降低了中枢血流量，并反射性增加了皮层的抑制，将两种研究结合在一起就提供了 ECT 在治疗重型抑郁症中抑制机理的强力证据。

第二节　心血管系统改变

一、心率

麻醉本身可导致基础心率增加25%，施行电刺激期间和紧随其后有强烈的迷走神经兴奋，阻止心率升高。假如没有抗胆碱能药物的预防作用(阿托品、东莨菪碱、山莨菪碱、格隆溴胺)，一种密集但短暂的窦性心动过缓将可能产生，还有可能出现伴随的窦房结阻滞，如出现平均2s左右的间歇期心跳停搏，偶尔该间歇期达 7s。Decina 证实足量电刺激而致抽搐引起这种迷走神经兴奋性增加，1980 年，Wyant 和 MacDonald 报告了在对 39 例患者总共 297 次抽搐发作的观察中仅有一次发生，因而未证实 ECT 期间心动过缓有显著的差别。然而，他们在实施电刺激期间及紧随其后的时间里并未特别注意观察心率，或许这正是心动过缓的主要时期，但令人费解的是，产生抽搐期间，他们最初的测量兴趣是了解最快心率。

下丘脑中的心率加快中枢、上胸髓后中单侧下行通路、脊旁神经节和节后至心脏的纤维功能的释放，直接导致了交感和迷走神经的兴奋，在最初占优势的效应中，则是伴随出现的一种交感肾上腺能性的心动过速。随后在抽搐中肾上腺髓质儿茶酚胺的释放也许是后来的发作和发作后保持心率较快的原因，尽管 ECT产生的心动过缓最大时相的平均期明显短于 EEG 抽搐活动的发作时间的总和。绝大多数研究发现，血浆儿茶酚胺水平在接受ECT 治疗的患者中，刺激后的最初 1min 内比正常或刺激后 5~10min 时还高，Klian(1985)又提供了 1 组结论相反数据，他们发现在接受治疗的患者中，在 2 次抽搐中测量的儿茶酚胺水平是在1 次刺激抽搐后 9min 达到高峰，而且在患者其他方面已恢复后仍持续升高，刺激后最初 1min 内观察到的增加仅是其后记录的一部分。

对于 ECT 所致的心动过缓而言，血浆儿茶酚胺的适宜水平无意义，这是 Liston 和 Salk(1990)用 ECT 治疗一位切除双侧肾上腺而又无抑制血流动力影响因素的 73 岁妇女的结果，虽然该患者同时使用了 Nifedipine 治疗：平均脉压增加了 50%，所以肾上腺髓质的功能的完整与否并非 ECT 升压效果所必须。

ECT 对心率作用的神经–神经递质模式与以下人员所做的独立研究结果相一致：首先是由 Larson 和 Swatz(1984)所发现在ECT 产生心动过缓期间与同时出现的发作性 EEG 活动之间存在密切关系。最快心率降低处与发作性 EEG 活动停止时的相关系数是 0.75(P<0.001)，这一结果与整个 ECT 发作期内最初神经的变时性是相一致的。其次，Lane(1989)发现双侧式电极与单侧式ECT 比较，前者发作后心率较后者快，其可能的原因是前者更多地刺激了脑干——导致肾上腺髓质内激素的大量释放。

二、血压

在治疗过程中，血压始终与心率平行。在给予阿托品的情况下，最初的迷走神经兴奋期血压下降后又迅速上升，超过正常血压的 30%~40% 达到峰值。此时收缩压超过 200mmg。在刺激心脏后前 7s 内动脉收缩压峰值的结果提示与心率一样, ECT 第一时相产生的高血压效应是神经源性的, 最初收缩压升高值较舒张压高。这一点高血压患者较正常血压的患者更为明显。而且, 男性比女性明显, 去甲肾上腺素水平和高血压反应关系密切, 早期报道 ECT 的高血压反应与它的认知功能副反应相关, 但随后的 ECT 血液动力学效应研究未能证实。

三、脉压差

脉压差(RPP)在抽搐发作期间会增加 30%~140%, 大约在 ECT 治疗后 30s 达到最大值, 这种反应实际上随着 β-肾上腺素能受体的阻滞而减弱。当然, RPP 和心率及血压会随年龄和基础 RPP 而呈现相反变化。

四、心输出量

Well 和 Davies(1987)用非侵入性生物电阻抗检测了 10 例患者以判断心输出量(心室射血容积与心率的积), 方法是在 ECT 引起抽搐后直接复测, 结果发现较麻醉前平均增加 81%, 且大约在 2min 之后回到正常。但是, Huang(1989)在使用同样的方法和同一型号的设备时发现, 在 13 例接受 ECT 治疗的患者中, 心输出量与体表面积的比值(心脏指数)在发作中及发作后均无改变, 研究者运用外周血管阻力的增加假设来解释研究中所得到的结果。

五、心电图

心律失常及传导异常在抽搐发作后比发作中更易见到, 这被认为不是迷走神经的作用就是交感神经的作用。迷走神经心律失常是房性的、结性的或窦房结性的, 包括窦性心动过缓、窦房结阻滞、房性早搏、发作性房性心动过速(结性心动过速)、房性扑动、房性纤颤、结性传导阻滞（Ⅰ、Ⅱ、Ⅲ度）以及在窦性心动过缓中出现室性早搏。窦性心动过缓和交感性心律失常在心室的最初表现是室性早搏的出现，继之出现的二联律、三联律室性心动过速及室颤。

在实施 ECT 治疗后瞬间和其后的一段时间内，心电图记录的去极化异常包括 T 波波幅的增高、T 波倒置、ST 段的缺血性或非缺血性下移。上述记录到的情况是完全可逆的。Pitts（1965）等报告，ECT 所致心电图异常的发生率随患者治疗前是否存在心脏病情况而变化，而且使用硫喷妥钠较异戊巴比妥麻醉后更加明显。虽然这一观点在 ECT 文献中被反复提到，但还未被广泛接受。

心电图异常基本局限在发作时和紧随发作后的短时间内。密切地检测（长程心电图 Hoter 检测）、ECT 治疗后持续检测 24h，并无真正持久的心电图改变。即便是患者治疗前就已有心血管疾病，结果仍一样，有些研究者认为这是神经源性，并将这种结果归结为电流直接刺激脑干皮层下结构、丘脑和下丘脑神经核。许多这类现象也同时在无心血管病史及症状的年轻患者中经常被观测到，所以可以认为这是 ECT 相伴随发生的生理现象，没有重要的临床意义。

六、心肌酶谱

ECT 治疗后数小时，肌酸磷酸激酶（CPK）和乳酸脱氢酶（LDH）浓度明显升高，但是谷草转氨酶（GOT）不升高。CPK 广泛分布在骨骼肌、心肌、脑和胃肠道。只有心肌受损后，CPK-肌肉脑同工酶才会升高（无脑损害时，脑内 CPK 酶无法透过血脑屏障），LDH 在绝大多数人体组织中都存在，包括骨骼肌、心肌。LDH-1 和 LDH-2 同工酶被认为是心肌损害时特异酶。在 ECT 治疗后 96h 内间断多次取血检测未发现心肌任何一种特殊同工酶的明显升高。

国内杜保国研究过一组患者 60 例,每例 8 次改良性电抽搐治疗,30 例前 4 次做双侧治疗,后 4 次做单侧治疗,另 30 例行相反程序,治疗指标由电抽搐治疗机自行测定;治疗前和治疗后分别测定血清 CPK 活性。结果显示单双侧改良性电抽搐治疗对血清 CPK 活性无显著影响,Webb 采用免疫测定法观察电抽搐治疗前后各时段血清 CPK-BB 水平。分别在电抽搐后 1h、2h、6h 采取血样。治疗后 6h 之内,电抽搐治疗并未导致明显的 CPK-BB 水平变化。与此相似,入院后第一次电抽搐治疗的患者和其后多次电抽搐治疗患者相比较, 其治疗前所测到的平均血清 CPK 值无显著差异。

第五章
电抽搐治疗的适应证和禁忌证

第一节 电抽搐治疗的适应证

一、适应于以下症状

(1)严重抑郁,有强烈自伤、自杀行为或明显自责自罪者。

(2)拒食、违拗和木僵者。

(3)极度兴奋躁动、冲动伤人者。

(4)精神药物治疗无效或对药物不能耐受者。

(5)顽固性疼痛,如躯体障碍、幻肢痛。

二、适用以下精神疾病

(一)抑郁障碍

1. 抑郁症

有关 ECT 治疗抑郁疾患的效果已有大量实验研究记载,其中包括了 20 世纪 40 年代的开放性临床实验、60 年代的 ECT/药物治疗对比实验、50 年代和近代在英国进行的 ECT 与其安慰组间的对比实验以及最近进行的关于 ECT 技术改良方面的研究。

尽管 ECT 最初是用于对精神分裂症的治疗,但很快就发现它对精神失常的病人(包括抑郁症和躁狂症)有更好的治疗效果。

在 20 世纪 40~50 年代,ECT 成为精神疾病最主要的治疗手段,其有效率高达 80%~90%。Post 在 1972 年指出,在 ECT 技术推广之前,老年性抑郁症患者通常会转为慢性或在精神病收容所中死于间发的临床疾病。一些临床研究对使用了不恰当治疗或非生物性治疗的抑郁症患者和进行了 ECT 的患者的治疗效果进行对比,虽然这些研究没有做前瞻性的评估研究,但绝大多数的研究结果表明 ECT 可降低为慢性的概率及死亡率。这一研究对老年患者尤为重要。在最近的一项对老年抑郁症治疗的回顾性对比研究中,Philibert 等在对于接受药物治疗或 ECT 治疗患者的长期跟踪随访中发现,药物治疗后的死亡率明显高于 ECT。

在三环类抑郁药(TCAs)和单胺氧化酶抑制剂(MAOIs)等药物的临床药理评估实验中,会将 ECT 作为一个金标准来判断这些药物对抑郁症患者的疗效如何。有三项此类的随机盲法实验显示 ECT 的治疗超过 TCAs 和安慰剂组。其他的一些实验研究也表明,ECT 的疗效等同或超过 TCAs。Janicak 在 1985 年对此研究进行综合性分析,其报告指出 ECT 的疗效比 TCAs 平均高出 20%,而比 MAOIs 更高出 45%。另外,这些临床实验也主要是针对在发作中首次接受生物性治疗的抑郁症患者。最近一些对TCAs 单项治疗没有效果的病人进行随机分组实验,一组采用 ECT,另一组为 TCAs 与碳酸锂联合用药,两组的疗效基本相同,但药物组的起效速度相对较快。

仅在一项临床实验对 ECT 的疗效与选择性 5-羟色胺再吸收抑制剂(SSRIs)进行了对比研究。Folkerts(1997)发现针对药物耐受的抑郁症患者,ECT 的短期治疗效果优于帕罗西丁。对于目前新型抗抑郁类药物,比如盐酸安非他酮、米氮平、尼法唑酮或文拉法辛,尚未开展与 ECT 的疗效进行对比的研究。但是至今的临床研究中并未有任何抗抑郁类药物疗效优于 ECT 的报道。对于将 ECT 作为首选治疗方案,或在发作期采用了不恰当的药物治疗方案引起药物耐受的病人，ECT 治疗的有效率可达 80%~90%。而对那些接受过一种或多种合理的抗抑郁药物治疗无效的病人，ECT 治疗的有效率降至 50%~60%。抗抑郁类药物使症状得以全部缓解的时间应在 4~6 周，对于老年人，时间会更长些的疗程通常为 8 或 9 次，如果按照每周 3 次的治疗程序，那么ECT 缓解症状的时间要比药物治疗短得多。

有关 ECT 治疗抑郁症的疗效，国内黄友岐(1950)、于清汉(1958)、鲍钟成(1960)分别报道为 75%、76.5%、75%；路明康(1960)报道 ECT 对抑郁症中焦虑、紧张、消极症状的有效率为80.5%；鲁龙光等(1981)报道 ECT 对抑郁症的有效率为 89.9%；董琳(2005)报道 ECT 对抑郁性木僵有效率达 90%~100%。国外对 ECT 治疗抑郁症的疗效是一致肯定的，Kalinowsky 综合资料报道的缓解率为 80%~100%；Hoffet 的资料表明，丙咪嗪对抑郁症的疗效仅为 54.5%，而 ECT 的疗效达 95%；Buchan 等(1992)研究表明，ECT 对抑郁性精神病有特殊疗效；Charles(1979)报道，对抗抑郁剂治疗无效者，再用 ECT 时有 66%~85.9%的患者可获得良好的疗效；Janick(1985)采用 Mata 分析表明，ECT、TCA 和安慰剂对抑郁症的疗效分别为 72%、65% 和 25%；Michael Gelde(2001)指出，ECT 治疗对于严重抑郁障碍是一种快速有效的治疗手段，其最佳适应证是高自杀危险、抑郁性木僵或由于木僵患者不能饮用足够的水分来保证肾脏功能而危及身体健康者，对于伴有精神症状的抑郁症及抗抑郁药治疗无效者也有明显疗效。

ECT 被认为是整个治疗方案中至关重要的环节，它有可能增大安慰治疗的效果。为此，在 20 世纪 70~80 年代，英国专家进行了一系列有关 ECT 和假性 ECT(仅仅重复进行麻醉术)随机双盲评估实验。除了一个例外，其他实验都表明 ECT 治疗效果优于假性 ECT，而在唯一的例外中，Lambourn(1978)采用目前被认为是无效的低强度刺激和单右侧电极放置。所以这些 ECT 对假

ECT 的实验证明，ECT 要想在治疗抑郁症时获得最佳效果，必须通过有效电刺激引起的完全癫痫发作。也有一些研究是针对 ECT 操作技术参数对重要抑郁症患者疗效的影响，比如电刺激波形、电极放置、电刺激量等。一项重要的实践性观察指出，无论是正弦波或短暂的脉冲刺激，其疗效是相同的，但正弦波刺激更易导致认知障碍。实践证明，影响 ECT 治疗效果更重要的指标是电极摆放位置以及电刺激量。这些指标对治疗效果起着关键性的作用。这项研究工作同样是以假性 ECT 作为对照组，以此判断不同 ECT 形式、不同的电刺激可否产生彻底的癫痫发作，达到良好的愈后效果。总之，ECT 的技术参数对治疗效果起到重要的影响作用。

不论是单纯重度抑郁还是双相情感障碍，其抑郁发作时，ECT 是一种有效的抗抑郁手段。尽管如此，还有很多学者尝试去发现抑郁性疾病是否有哪些临床亚性或临床症状可以预测 ECT 的疗效。

在 20 世纪 50~60 年代，一系列的研究针对 ECT 治疗前临床症状及病史对愈后的影响。现在的工作主要是在病史上。然而早期研究中所强调的抑郁症的特点以及自发性对 ECT 治疗愈后预测的重要性，在近期对重度抑郁症患者的研究中发现，对忧郁及自发性进行分型并不能对 ECT 疗效的预测起多大的作用。早期的研究认为，ECT 只是对精神性抑郁的病人有效，而对神经性抑郁无效，但是单纯性抑郁与双相情感障碍对 ECT 治愈后的影响也并无相关性，而一些研究证据显示精神运动性迟滞预示愈后良好。

在近期的研究中发现，一些临床表现和 ECT 治疗的愈后相关。大量的研究证明，在精神病性抑郁症和非精神病性抑郁症间，精神病性抑郁症对 ECT 治疗非常敏感。而且发现精神性或妄想性抑郁症采用单项抗抑郁药或抗精神病药物治疗效果并不理想，须采取抗抑郁药和抗精神病药物联合治疗才有效。但经过适当剂量及疗程的联合用药后,再对精神性抑郁症病人使用ECT效果并不理想,多种因素会对此产生影响。很多此类病人无法耐受经过临床药理实验确定的抗精神性疾病的药物剂量。而精神性抑郁症患者通常症状较为严重,且自杀的倾向性会逐渐加重。通过ECT快速诱导其发作使症状得以明显改善对此类病人的治疗有特殊的贡献。

一些研究发现,接受药物治疗的长期发作的病人对ECT的治疗不敏感。病人的治疗史可对ECT疗效提供有益的判断,若病人接受过一种或多种合适的药物治疗但无明显效果,那么ECT的有效率也会随之下降。大多数研究显示,病人的年龄与ECT的疗效相互关联,老年病人的治疗效果更优与年轻患者。但性别、种族以及社会经济状况对ECT疗效无直接影响。

2. 抑郁综合征

除抑郁症外,其他伴抑郁症状的精神疾病,如精神分裂症、抑郁型分裂情感性精神病、反应性精神病、器质性精神障碍、精神活性物质所致精神障碍、产后情感性精神病等,在没有明显禁忌证的情况下,ECT对上述疾病所导致的抑郁综合征有同样良好效果。因此在治疗这类问题所致的抑郁症状时,特别是当出现严重自杀企图时,也将ECT作为重要的治疗措施,以拯救生命。

精神分裂症紧张型或紧张症是非常有意义的预测信号。紧张症通常发生在严重精神分裂症的病人身上,现在已被DSM-Ⅳ作为识别重型抑郁症或躁狂发作的指征,一些严重的临床疾病也可能引发紧张型精神分裂症。有临床文献提出ECT对任何形式的紧张症都是非常有效的治疗手段,即使是恶性的"致死性紧张症"。

有精神分裂症等精神病史的重度抑郁称为继发性抑郁症。非对照性的临床研究提出,继发性抑郁症患者对物理疗法(包括

ECT)的敏感性低于原发性抑郁症。重度抑郁症患者同时伴有精神分裂症等症状也会降低采用 ECT 治疗的有效率。但也有一些病症引发的继发性抑郁症对 ECT 的治疗是有效的,例如,ECT 对发作后抑郁症有很好的疗效,重度抑郁症患者并发人格障碍(如边缘人格障碍)时勿忽视 ECT 的治疗。

神经性抑郁是唯一很少采用 ECT 治疗的临床指标,伴有神经性抑郁的重度抑郁发作被认为是 ECT 疗效预测不利的因素。但实际上近期有研究表明,双抑郁症即重度抑郁伴有精神抑郁和不伴有神经抑郁的重度抑郁症在经过 ECT 治疗后残留的病症程度是相同的。

其他的一些病症如精神病、药物耐受以及发作周期等与 ECT 的愈后有统计学相关。这一信息可用于 ECT 治疗的风险/收益评估中。例如,一个慢性的非精神病性的重度抑郁症患者,对多种匹配的临床药物治疗失败后,再接受 ECT 治疗的成功概率会低于其他病人。尽管如此,针对此病人由于其他可替换的治疗方法的有效率更低,因此采用 ECT 作为治疗手段是合理的。

(二)躁狂症

ECT 对躁狂症的疗效不及抑郁症,但对控制兴奋及行为障碍疗效良好。锂盐与抗精神病药物应用方便和易于接受,故 ECT 往往作为治疗躁狂症的二线治疗方案。但当严重躁狂发作而药物治疗见效慢或疗效不佳时,应该首先考虑进行电抽搐治疗。当对躁狂症状用药物控制效果不明显时,ECT 可单用或联用。在躁狂急性期 ECT 疗效不亚于锂盐,恢复期不提倡使用。ECT 对控制兴奋及行为障碍的疗效肯定起效迅速,一般 3~5 次可见显效。美国精神科学会调查表明,接受电抽搐治疗的躁狂症患者,住院时间6.5 周左右,而单用药物治疗的躁狂症患者住院时间 15 周左右。

躁狂症一旦彻底发作,患者精力过盛、兴奋过度以及可能引发的暴行对其周围的人有潜在的风险。早期的病例分析显示ECT能够快速有效遏制躁狂。一系列的回顾性研究既包括了单纯性ECT治疗,也有ECT和碳酸锂或氯丙嗪(安定药)等抗躁狂药效对比的研究,这些研究的结论是ECT对于急性躁狂的有效性等同甚至高于碳酸锂和氯丙嗪类的抗躁狂药。另外三项前瞻性的有关ECT治疗急性躁狂症疗效对比研究,第一项是ECT与碳酸锂类药物的比较,第二项是ECT与碳酸锂及氟哌啶醇联合用药治疗的对比,第三项是病人在接受精神抑郁药治疗时同时采用ECT及假ECT治疗的对比。尽管每项研究的病例数不多,但结果同样支持:和药物性治疗相比,ECT对急性躁狂的短期治疗效果更好。Mukherjee在1994年的一篇报道,589例急性躁狂的患者中,ECT对其根除率和临床有效治愈率高达80%。但是并未对新出的抗躁狂用药方案和ECT进行比较,黄友岐(1950)报道为63.7%,于清汉(1952)为70%,鲁明康(1980)报道对躁狂症的兴奋躁动、殴人毁物等症状,多在4~6次见效,有效率88%。

相较于碳酸锂、抗惊厥药和抗精神病药等,一旦病人对合理的药物治疗无反应,ECT可以作为急性躁狂治疗的备用方案。无论是回顾性的研究还是前瞻性的研究都证实相当数量的药物治疗的耐受性躁狂病人收益于ECT治疗。例如,其中的一项研究选取对碳酸锂或抗精神性药物无效的病人,随机进行ECT或加强药物治疗的对比,临床显示,ECT的治疗效果优于碳酸锂和氟哌啶醇联合用药治疗的效果。尽管如此,对于药物耐受的急性躁狂病人,ECT治疗的有效率低于重度抑郁病人,同样,大部分药物耐受的急性躁狂病人对ECT治疗的敏感性也低于那些将ECT作为首选治疗方案的病人。

躁狂症引发的精神病性障碍是采用ECT治疗并能快速安全起效的首要指征。另外,对于发作周期短并对药物治疗无反应的躁狂病人,ECT也是有效的替代疗法。其他的一些临床指征诸如药物耐受等,则很少被预测 ECT 疗效的指标。例如一项研究中指出的生气易怒、疑神疑鬼等症状与 ECT 的预后无多少关联。在这方面,预测 ECT 及碳酸锂治疗急性躁狂的临床指征是基本类似。

(三)精神分裂症

电抽搐治疗方法首次作为治疗手段是在精神分裂症的治疗上。随着应用的发展发现情感障碍的疗效比精神分裂症好。抗精神性药物的应用会降低 ECT 对精神分裂症的治疗效果。但是对药物治疗无效的精神分裂症病人来说 ECT 仍然是非常重要的治疗方式。在美国,精神分裂症和其他相关病症(分裂情感性精神病)是应用 ECT 治疗的第二大病症。

早期关于精神分裂症病人 ECT 疗效的研究多是采用非对照病例研究、回顾性对比以及 ECT 与环境疗法或心理治疗的对比研究。但早期的报告中缺乏比较统一的诊断标准、操作及愈后判定标准等,而且以当时的标准,情感障碍的病人通常也诊断为精神分裂症。尽管如此,这些研究报告对 ECT 的疗效显示,有 75% 的精神分裂症患者症状根除或得到明显改善。在早期的研究中也发现 ECT 对那些病程较长伴有潜伏性发作的精神分裂症患者效果不明显。研究同时也建议对精神分裂症病人采取较长 ECT 疗程更能获得彻底的治疗效果。

ECT 不是精神分裂症的一线治疗方案,但对于伴有紧张综合征、严重兴奋躁动、冲动行为、自杀企图、严重拒食、严重的外逃企图者可首选 ECT 治疗。目前有 10%~20% 的精神分裂症患者接受 ECT 治疗(Weiner,1989)。在精神分裂症急性期 ECT 合并抗精神病药物治疗,可增强疗效,缩短疗程。对药物治疗无效的精神分裂症患者,大约 10% 可获疗效,但对于以阴性症状为主要临床相的患者仅 5%~10% 有所改善。ECT 对紧张型精神分裂症疗效最好,偏执型和带有明显情感色彩次之,慢性者较差,单纯型及青春型效果更差。ECT 对于精神分裂症的治愈率,国内黄友岐(1950)

报道为 60%,以木僵、急性与偏执型疗效最佳,疗程多在 15 次以上,且发病越短,疗效越好,6 个月以内有效率达 88%,2 年以上为 20%;娄焕民(1950)报道治愈率 47%;于清汉(1953)报道治愈率 42%,其中以紧张型疗效最好;鲍钟成(1960)报道治愈率 49%;以紧张型疗效最佳,为 78%,偏执型、未分化型、青春型次之,分别为 57%、56% 和 54%,单纯型最差,仅为 11%,病程在 6 个月以内为 66%,而病期在 2 年以上者为 32%;陆明康(1980)报道,上海的有效率为 67%,苏州的有效率 77.6%,对精神分裂症的兴奋躁动、殴人毁物等症状的控制有效率为 75%,对紧张、焦虑、消极症状控制的有效率为 79%;孙润珠(2003)报道一例紧张型木僵长达 5 个月,体质又十分虚弱的精神分裂症患者,在经过 ECT 4 次治疗后木僵开始缓解;姜佐宁及张远慧(1990)报道,对于症状较为复杂的精神分裂症患者采用电抽搐合并抗精神病药物治疗,可以缩短患者的住院时间;Brandon(1985)研究表明,ECT 对有明显阳性症状的急性精神分裂症(妄想和思维障碍)也有效;Kalinowsky 报道病期在 6 个月以内的精神分裂症,缓解率 80%,6 个月至 1 年为 50%,1 年以上缓解的不多;Norman 指出,住院 1 年以上者有效率为 7%;Car Salzman(1980)报道,ECT 对急性期精神分裂症近期有效率可达 40%~80%,以紧张性木僵或兴奋的疗效最好,其次为伴有抑郁情绪及偏执症状者,病程越短,疗效越好,对病程在 2 年以上的慢性期患者不宜采用,但偶尔可用以控制行为障碍,可暂时缓解症状,有效率可达 8%~50%,但复发率较高。

　　几项临床研究采用 ECT 与假性 ECT 对比设计来比较 ECT 对精神分裂症病人的疗效。1980 年之前的研究中无法得出 ECT 疗效好于假性 ECT 的结论。而在近期的三项临床对比实验中证实了 ECT 的短期疗效远大于假性 ECT。与此结论不符合的是针对慢性病人和同时服用抗精神病药物的研究。早期研究主要侧重慢性持续发作的患者,近期则更多的是针对急性重症病人的研究。近期的研究中都涉及对服用抗精神病性药物的病人进行ECT和假性ECT治疗的对比,研究表明,对精神分裂症来说,采用ECT和抗精神病药物联合治疗的效果远大于其中任何一种单独治疗的效果。

关于单独采用ECT或抗精神性药物治疗效果的比较,已经进行了许多的回顾性研究和前瞻性试验,除了Murrillo的报道外,抗精神病药物对精神分裂症病人的短期治疗效果等同甚至高于ECT。但从长期疗效观察上讲,ECT要优于药物治疗,可是从事这项研究时还未对持续性治疗引起重视,并且未在精神分裂症症状缓解后进行对照治疗的研究。尽管如此,ECT在长期治疗效果上的优势值得关注。

多种不同的前瞻性的对比实验是针对ECT与抗精神病药物联合治疗的效果和任何一种单独治疗效果的对比,其中只有少数采用随机盲性疗效评估。有三项实验是对比单独ECT治疗效果和ECT/抗精神病药物联合治疗效果,结果显示除了联合治疗的效果更佳,甚至在联合用药时降低药物的剂量一样。而病人如果在急性发作期接受了ECT/抗精神病药物联合治疗,则会降低以后复发的概率。一项新的研究证实,对于药物耐受的精神分裂症病人,急性期接受过联合治疗,如果采用ECT/抗精神病药物作为其持续治疗手段,治疗效果会更好。种种证据表明,对于精神分裂症或相近的精神病症状,采用ECT和对抗精神病药物的联合治疗,其临床效果比单独ECT治疗要好。

在目前的临床实践中,ECT很少被用作精神分裂症的首选治疗方案,而是更多用在抗精神病药物治疗失败后,但药物耐受势必会影响ECT的治疗效果。除了Agarwal(1985)的报道外,仍有一些前瞻性随机盲法实验对药物耐受的精神分裂症病人进行抗精神病药物持续治疗和ECT持续性治疗(单独或联合抗精神病药物)的对比研究。在这些报告中,ECT和抗精神病药物的联合治疗中是安全的,ECT不但和传统抗精神性药物的联合治疗是安全有效的,在与非常规类的氯氮平镇静药的联合用药中也是安全有效的。也有医生指出,氯氮平联合ECT治疗时有可能导致症状发作延长或自发产生副作用,但这种情况很少发生。

早期发表的研究指出,与ECT疗效预测最有关系的临床指标是精神分裂症发作的持续时间。患者如果急性发作或发作持续时间较短,ECT会有较好的疗效,而对那些顽固的、很难根除的病人疗效不明显。对于妄想、幻觉、精神紧张以及病人精神分裂发作前表现出的症状,则对ECT疗效的判断关联性不强。通常和ECT疗效预测相关的临床指标同样可用于药物治疗效果的预测。尽管ECT对难戒除的慢性精神分裂症疗效不明显,但是最好不要将其排除在治疗方案外,因为可选择的替代疗法有限,且少数精神分裂症患者经过ECT治疗后症状明显改善。

ECT也被应用分裂情感性精神病人的治疗,分裂情感性精神病人表现出的忧郁及自杀症状预示ECT会有好的疗效。多数医生相信,精神分裂症病人表现出的情感失常的症状通常可认作ECT良好预后的指征,尽管有关这方面的研究证据不一致。

(四)其他适应证

ECT也曾经被用到其他一些精神疾病的治疗中,只是近些年已很少使用,多半在其他的治疗方法无效或所患症状对病人构成生命威胁时才被应用。因为缺乏相关方面的对比研究,因此在临床实践中,医生通过自己的临床经验以及病人个体条件的不同做出评估至为重要。

除上述疾病,ECT对其他类精神病的疗效方面的研究较少。ECT的适应证多数时候与其他病症同时存在,如重度抑郁症患者同时伴有焦虑症,这不会影响到医生选用ECT进行治疗。对于Ⅱ型精神分裂症或多数的Ⅰ型精神分裂症,并未研究显示ECT对其疗效如何,但一些病例报道显示ECT对其有一定的疗效,例如一些药物耐受的强迫观念和行为失常的病人经 ECT 治疗后症状改善。但未有对照试验对疗效及疗效持续时间进行研究。

(五)器质性精神障碍

一些由躯体疾病引起的情感症状,如妄想症等,采用 ECT 治疗可达到好的效果。但由于 ECT 通常只是在这些病人对各种药物治疗产生耐受或者在一些紧急的情况下才采用,因为治疗方案首先要针对的是根除原发疾病。有大量的病例显示 ECT 对于酒精性妄想症、苯环己哌啶(PCP 致幻剂)毒性继发的妄想症,以及其他一些临床疾病如伤寒、头部损伤等引起的精神障碍都有很好疗效。ECT 对红斑狼疮继发的精神障碍同样有效。继发性紧张症通常也采用 ECT 进行治疗。另外,ECT 也可用于治疗慢性疼痛综合征引发的情绪失常。

有学者报道,ECT 对癫痫性精神障碍有效,王祖承(1981)报道,ECT 治疗 32 例癫痫性精神障碍总有效率为 60%,孙学礼(2001)报道,ECT 主要适用于药物难控制的伴有幻觉、妄想、行为障碍和抑郁情绪的癫痫,对于癫痫患者采用 ECT 最值得注意的问题是患者在接受治疗后出现强直-阵挛发作的持续状态,因此对癫痫患者施行 ECT 应该慎重,ECT 还可用于抗惊厥的治疗,关于这一点从 1940 年就有报道,Kaliuowsky(1961)认为,人工癫痫对自发性癫痫起保护作用,由于难以治疗的癫痫或对药物治疗无反应的癫痫症,ECT 是较有效的治疗手段。

事实上许多重度抑郁症患者都有认知缺损。在重度抑郁症患者存在的严重认知缺损可称为假性痴呆。有时候,这种认知缺损会掩盖其他的情感性症状,当这类病人接受 ECT 治疗时,通常会痊愈。但必须注意的是,之前就有神经损伤或神经性疾病的(包括痴呆)病人,会增加因 ECT 治疗引发谵妄的风险,加重现有的健忘症。因此对于非神经性重度抑郁症患者,如在 ECT 治疗前即伴有感知损伤,则预示着会引发健忘症,也就是说,对伴有感知损伤的重度抑郁症患者,ECT 的治疗会彻底改善其感知功能, 同时也引发健忘症的风险。

(六)其他临床疾病

除了治疗抑郁症、躁狂等精神疾病外,ECT 所产生的生理效应对某些临床疾病也有很好的疗效。一旦这些病人对常用的标准疗法产生耐受,ECT 就会被选作替代疗法。

目前公认的是帕金森病,ECT 除了对精神病治疗有效果外还可改善肌肉运动功能,病人的"开-关"现象也能得到改善。然而,ECT 对帕金森病运动效果的持续时间不尽相同。初步证据显示,持续性 ECT 治疗可延长症状改善时间,尤其是对标准药物治疗产生耐受的病人。

抗精神病药恶性综合征(NMS)经过 ECT 治疗之后症状也会得到改善。但抗精神病药未停止使用前最好先不用 ECT。由于 NMS 症状自身的限制,可选用的治疗其精神病的药物很少,因此 ECT 成为可同时改善 NMS 症状和自身精神障碍的有效手段。

第二节　电抽搐治疗的禁忌证

一、传统电抽搐治疗的禁忌证

传统电抽搐治疗就是意大利医生 Cerletti 和 Bini 最初使用的原始方法,即使用两个电极直接在患者头部两侧短暂通电而诱发全身抽搐发作。因未在 ECT 前使用任何麻醉药及肌肉松弛剂,全身抽搐发作成为 ECT 成功的指标, 所以说传统电抽搐治疗就是有抽搐的电痉挛治疗。全身抽搐尽管是短暂性和自限性的,但对于患者来说抽搐本身就是一种剧烈的负荷,有的患者就因自身生理条件或疾病因素而难以承受此抽搐负荷。传统电抽搐治疗的禁忌证是：

(1)急性全身感染性疾病和未痊愈的化脓性疾病。

(2)中枢神经系统疾病：颅脑占位性变、脑瘤、脑血管疾病、中枢神经系统炎症和外伤。其中脑肿瘤和脑动脉瘤尤其应该注意，因为当抽搐发作时，颅内压突然增加，易引起脑出血、脑组织损伤或脑疝。

(3)心血管疾病，如冠心病、心肌梗死、高血压、主动脉瘤、严重心律失常及心功能不全。

(4)呼吸系统疾病，如急性鼻喉部疾病、哮喘、急性支气管炎、肺气肿和严重的肺结核等。

(5)严重的消化系统疾病，如严重的消化道溃疡。

(6)严重的肝、肾疾病。

(7)骨关节疾病，如骨质疏松、新近或未痊愈的骨关节疾病。

(8)严重的眼病，如严重的青光眼或先兆性视网膜剥离。

(9)内分泌疾病，如甲状腺功能亢进和重症糖尿病。

(10)恶病质或明显营养不良者。

(11)正在服用对循环和呼吸有抑制作用的药物，如利血平等。

(12)苯二氮䓬类药物(尤其是氯硝西泮)及抗癫痫药物能提高痉挛发作阈值，锂盐与 ECT 合用可增加对大脑的毒性，ECT 治疗前均应该停药。

(13)12 岁以下儿童，65 岁以上老人及孕妇。

二、改良性电抽搐治疗的相对禁忌证

改良性电抽搐治疗是对传统电抽搐疗法的改进，即在电痉挛治疗前加用麻醉药物及肌肉松弛剂，使整个治疗过程中几乎无抽搐发生，患者无需承受抽搐负荷。故改良电抽搐治疗无绝对禁忌证。尽管如此，有的疾病可增加治疗的危险性(即相对禁忌证)，必须高度注意。其相对禁忌证包括：

(1)心血管系统疾病：心肌梗死、心脏支架，未控制的高血压、心脏功能不稳定的心脏病。

(2)颅脑占位性病变及其他增加颅内压的病变。

(3)最近的颅内出血。

(4)视网膜剥脱。

(5)嗜铬细胞瘤。

(6)出血或不稳定的动脉瘤畸形。

(7)导致麻醉危险的疾病(如严重呼吸系统、肝肾疾病和胆碱酯酶缺乏症)。

(8)正在使用利血平、碳酸锂的治疗者。

(9)抗胆碱药、某些抗生素，如卡那霉素、奎尼丁、苯乙肼等抗胆碱酯酶作用，影响琥珀胆碱水解而延长半衰期，应该停药。

第六章
电抽搐治疗前评估

精神科临床医生在实行电休克治疗前要把电抽搐治疗的技术掌握好,熟悉诱发抽搐的生理和生化方面的知识,熟悉麻醉剂的药理特点,熟悉所使用的电刺激对躯体的影响,熟悉电抽搐治疗仪的治疗原理和操作规程,并能熟练掌握医疗上的急性事件处理方法。为了减少医疗上的风险,必须常规进行术前评估,尽可能做好术前准备。

一、电抽搐治疗前评估的基本程序

1. 主管医生需要提供被治疗者的病例(包括以往是否接受过电抽搐治疗)。

2. MECT 医师根据主管医生提供的下列资料进行复核:

(1)监护人签署的知情同意书。

(2)电抽搐治疗申请单。

(3)适应证、禁忌证。

(4)实验室检查:心电图、胸片、血常规、生化检查。

(5)体格检查、精神检查。

3. MECT 医师确定病人可施行电抽搐治疗,并在申请单上签字。

4. 主管医师应开具治疗医嘱。

5. MECT 医师根据患者的具体情况制定治疗计划。

二、术前评估注意事项

(一)熟悉病史,进行体检

1. 现病史。通过阅读病例,了解患者是否在适应证范围内,有无禁忌证,尤其是对并存内科疾患的了解是提高治疗安全的基础。

2. 药物史、过敏史。了解患者的治疗用药情况及过敏史,确定术前哪些药是必须停的,哪些药减量,为术前治疗用药的选择和调整提供依据。

3. 过去病史。是否接收过电抽搐的治疗,以前对电抽搐和其他一些治疗的反应,这对于是否适合做电抽搐治疗十分重要。即包括:

(1)接受电抽搐的次数。

(2)每次治疗的效果。

(3)治疗期间是否出现过危险情况。

4. 体格检查(包括神经系统检查),精神检查,都是必须了解和进行的。在全面体检的基础上,重点检查:

(1)意识。

(2)血压、心率。

(3)口腔及咽部:询问牙齿是否有问题,做一个简单的口腔检查,看是否有牙齿的松动和脱落,注意是否有假牙和其他一些器具,这也是评估的重要内容。

(4)眼部的检查:电抽搐治疗可致眼内压升高,对视网膜脱离和青光眼病人不利。

(5)心肺听诊。

(6)脊柱。

(7)病人活动情况。

(8)精神检查。

（二）实验室检查

1. 电抽搐治疗前的实验室检查

对于电抽搐治疗来说，实验室检查并不具有特殊性。实验室检查的目的是通过医学检查，所得到的结果来评估医学风险因素出现的概率和严重程度，故我们常规必须做一些筛查试验，包括血常规、生化检查的测定(肝功能、肾功能)、电解质。

2. 电抽搐治疗前的物理检查

胸腹摄片以及心电图检查是施行电抽搐治疗前必须做的项目，其结果是判断心、肺可能存在的并发症，便于在电抽搐治疗前予以治疗和控制。

(1)脊柱 X 线检查：在 20 世纪 50 年代中期引入琥珀胆碱肌肉松弛剂之前的电抽搐治疗，多达 40% 的患者出现脊柱压缩性骨折。当时，要求电抽搐治疗之前进行常规的脊柱照片。目前通过肌肉松弛剂使用，由于电抽搐引起的肌肉和骨骼的损伤已大大的避免了，因此，脊柱的 X 线扫描不再是必需的。当然如果病人在电抽搐治疗前就有脊柱方面的疾病，这样的检查还是需要的。但是以后不再需要这种检查，因为这并未增加患者的安全感，反而大大增加了患者的经济负担。

(2)颅骨 X 线检查：有时在进行电抽搐治疗之前，要求进行拍片排除脑肿瘤的可能性。但这类拍片对颅脑损害灶不敏感。原因也难以辨明，与脊柱拍片一样毫无价值，增加患者的经济负担，附加放射线暴露对躯体的影响，对足以产生精神症状的大脑肿瘤，在经过仔细的行为和神经科检查中就已经容易能被查出，如果怀疑有这样的新生物存在，应当进一步采取较新式的成像技术进行检查，如 CT 等。

(3)脑电图：由于脑电图敏感度很高，但特异性很差，所以在电抽搐治疗之前，这一筛选性检查逐渐被放弃，因为有 1/4~1/3 的抑郁症患者脑电图表现为一种非特异性的慢波，常为非对称性。

这种慢波对电抽搐治疗来说并不能作为预后差的指标。

(4)拟胆碱酯酶实验:这是为了解患者对琥珀胆碱降解程度的酶反应试验。琥珀胆碱用于电抽搐治疗中使肌肉松弛。这种酶缺乏症是一种非常罕见的遗传性疾病,且常常与肝性脑病、多磷酸盐杀虫剂中毒、贫血、营养不良或需要运用抗胆碱酯酶的疾病相伴随,这种酶缺乏症的电抽搐治疗后,呼吸暂停会延长。电抽搐治疗中如果合并使用碳酸锂、奎尼丁,就会增强治疗时琥珀胆碱阻断神经肌肉的效应而延长治疗后的呼吸暂停时间。一种快速筛检拟胆碱酯酶缺乏(不足)方法可以在临床中应用,但是,这种敏感度很高的检查运用于这种罕见疾病当中,有可能有假阳性率出现。

3. 每次检查间隔时间

尽管目前还没有数据表明电抽搐治疗前评估和首次治疗之间的最适宜间隔是多长,但原则上治疗前评估在时间上应该越靠近治疗越好。由于要进行特定的会诊、实验室检查、病人和相关人员的沟通以及其他一些因素,评估需要几天的时间来进行。治疗小组应充分考虑到这段时间病人的状况有可能发生一些改变,从而进行进一步评估。

三、医疗会诊

对病人进行电抽搐治疗是基于对病人的疾病类型、严重程度、患者治疗的病史,以及病人实施电抽搐治疗的风险和受益的综合分析而决定。有时候通过会诊可以对病人医疗状况有更好的了解,或者有助于了解病人什么时候能达到最佳的医疗状况。接受电抽搐治疗的患者平均年龄近年有所增加,这或许是人们预期寿命在增加的缘故。但是,在老年人当中抑郁症的患者随之也增多,随着高危患者接受电抽搐治疗的增多,对这类人员的治疗中,就经常需要申请会诊。会诊的过程中会诊医生不应简单"排除电休克治疗的可能"这样简单的结论。精神科医生需要会诊医生提供内科疾病的性质和严重程度、医疗处置的合理性,以及在控制下的麻醉、肌肉松弛和充氧过程中所诱发的全身性抽搐等危险程度的意见。为了能使电抽搐治疗获得通过,以及电抽搐和其他一些替代疗法的分析和受益有一个综合评估,对于会诊医师来说,要提供这方面的正确意见,必须懂得电抽搐治疗时的躯体变化情况,以及选择其他的治疗是否会比电抽搐治疗的危险性大,如果对精神疾患不治疗又会有什么后果等等。因为在大多数综合性医院住院医师中,这项内容并未做常规的教育培训,如由一些有电抽搐治疗经验的综合科医生会诊,内科医生并不完全知道电抽搐治疗过程中的麻醉过程,也不知道在医疗控制下,这种抽搐是一种精确的生理效应,从而过高估计了电抽搐治疗对躯体的影响程度,经过会诊结果造成了一些本来适合进行电抽搐、实际上比药物治疗还要安全的病人被排除在电抽搐治疗之外。

四、电抽搐治疗中药物的使用

在电抽搐治疗前,病人服用的药物都应该检查一遍。检查的目的是使病人的医疗状态达到最佳,同时避免因药物与药物、药物与治疗相互作用而可能产生的潜在副作用。尽管病人服药的时间和药物的剂量有时会有些改变,但总的来说病人的服药应该是持续的。然而由于一些药物会对电抽搐的治疗产生干扰,或者当和电抽搐治疗一起使用时,有产生副作用的风险(感知受损害、癫痫发作延长、心血管毒性),因此需要对此类药物进行撤除或者改变。有些药物停药时如拉莫三嗪,需要逐渐减少用量,这样才能使停药反应最小化。有些药物可以在电抽搐治疗的早晨服用,而有些药物做只有在病人从治疗中复原后才可以使用。在进行电抽搐治疗前,要对病人所用药物及其剂量做出明确的规定。

（一）每次电抽搐治疗应该服用的药物

通常,对电抽搐治疗诱导的生理改变起保护作用的药物和能使病人达到最佳医学状态的药物可以在电抽搐治疗前给予。此类药物包括抗高血压药、抗心绞痛药、抗心律失常药(利多卡因除外,会阻断电抽搐诱导的癫痫发作)、抗反流药物、支气管扩张药(氨茶碱除外)、治青光眼的药物(长期胆碱酯酶抑制剂除外)、皮质类醇激素。

尽管在服用该类药物后可以增加治疗的安全性,但是实施电抽搐治疗的精神病医生和麻醉师应该警觉该类药物有可能产生的药物副作用。例如,抗高血压的 β 受体阻滞剂可能会增加电抽搐治疗过程中的低血压和心搏骤停的风险。

（二）电抽搐治疗前应该停止服用的药物

利尿剂由于能增加治疗中尿失禁可能,虽然很少见到电抽搐治疗导致膀胱破裂,但这种可能性还是存在的,因此应该在治疗前停止服用此类药物。禁食可能对病人的糖尿病产生影响。降糖药物包括胰岛素在治疗前也应该停止使用。但是一些医生倡导将早晨服用的长效胰岛素分成两次服用,电抽搐治疗前服用一半,治疗之后服用另一半。由于在电抽搐治疗中,对胰岛素的需求会有很大的波动,因此,有必要实时监测血糖并据此不断调整。当血糖水平很不稳定需要进行会诊。

如果可能,所有精神类药物在治疗时都应该停止使用,尤其是锂、苯二氮䓬类和抗痉挛类药物。在少数情况,一些患者表现为易激惹,就需要通过药物的干预来完成治疗过程,可以肌肉注射氟哌啶醇。

（三）电抽搐治疗前限制使用的药物

一些药物可能会增加电抽搐的风险。对此类药物有必要在电抽搐治疗时减少剂量或停止使用。当决定对目前服用精神类药物减量或停药时,医生应该意识到许多药物包括镇静药、催眠药和抗抑郁药,由于突然停药或者剂量的突然减少,会产生停药反应。停药反应出现的症状(焦虑、恶心、头痛)有时会被病人和一些内科医生误认为是电抽搐治疗的副作用。因此应尽可能地逐渐减少,而不是突然停药。

1. 碳酸锂

对于服用锂剂在治疗中是否安全仍然没有定论。许多病人在服用锂剂的同时接受电抽搐治疗,并没有发生事故,但是,在电抽搐治疗过程中使用锂剂,发生妄想和癫痫发作时间会大大增加。随着锂剂用量的减少或者停药,这种风险会降低。

对于那些严重和反复发作的精神失常的病人来说,我们并不建议完全停用锂剂,特别是当进行电抽搐治疗的持续治疗时。在电抽搐治疗中是否继续服用锂剂,当根据每个病人的具体情况,权衡考虑锂剂神经毒性和病人停药病情反复乃至恶化的风险。锂剂在血清中的水平越高,发生神经毒性的风险也就越大,因此我们要尽可能地把锂剂维持在一个低或适当的治疗量范围内。对许多病人来说,电抽搐治疗前通过停服一天或几天的锂剂,就可以把锂剂降低到一个足够低的水平,特别对那些需要接受持续的电抽搐治疗的病人尤为重要。

2. 氨茶碱

在电抽搐治疗中,用以控制哮喘并达到治疗剂量的茶碱,延长癫痫的发作时间。因此在电抽搐治疗中要尽可能地降低茶碱的剂量或者停用,当然这是在维持满意的肺呼吸功能的前提下,近年来涌现出了许多治疗哮喘的药物,茶碱已不再是治疗的常规药物,而且,那些新的药物并没有增加癫痫发作的风险。

3. 苯二氮䓬类

许多接受电抽搐治疗的病人同时也接受苯二氮䓬类药物治疗,以缓解焦虑、易激惹、失眠等症。大量证据显示,苯二氮䓬类药物通过剂量效应可以降低癫痫发作时间,人们怀疑这些药物干扰了最大癫痫发作的出现。考虑到该类药物导致遗忘的副作用,理论上来说它和电抽搐治疗有一个负的协同作用,加重了病人感知的副作用。此外,一些医生还认为,两者同时治疗会降低电抽搐治疗功效。如果临床上可行,在电抽搐治疗前应尽可能地降低该类药物的用量,或者暂时停用该类药物。为了减少焦虑和其他停药反应的发生,我们应该特别注意减少该药剂量和停药速率。如果在电抽搐治疗期间需要服用该药,应尽可能地用一些半衰期短的药物并至少在电抽搐治疗前 8h 停止用药。要持续服用该类药物的病人,在进行电抽搐治疗期间还有一个值得商榷方案,就是服用苯二氮䓬类药物的拮抗剂来拮抗苯二氮䓬的作用。当给苯二氮䓬类药物依赖的病人使用拮抗剂时,在电抽搐诱发的癫痫发作过后,应该给病人服用短效的苯二氮䓬类药物,以避免癫痫发作后的停药反应发生。

还有一些用来治疗病人在接受电抽搐时所出现的焦虑、失眠症状方案,一些药物如水合氯醛,有和苯二氮䓬类药物一样的抗痉挛作用,但是它也和苯二氮䓬类药物一样会对电抽搐治疗产生干扰。其他的镇静、催眠和抗焦虑药如丁螺环酮、抗组胺药和抗抑郁的盐酸曲唑酮等也被一些医生在电抽搐治疗期间使用。这些药物和苯二氮䓬类药物的不同在于有一些主要是单纯抗焦虑,而有一些主要用来催眠,他们对电抽搐的安全性和功效的影响还没有被研究,也有一些医生在电抽搐治疗期间小剂量抗精神药来达到同样目的。

4. 抗抽搐药

许多苯二氮䓬类药物对电抽搐治疗有影响,抗抽搐药同样也有。这些药物可能会增加癫痫发作的阈值,降低癫痫发作。抗抽搐药主要通过抑制大运动肌群癫痫发作来降低癫痫的临床发作。包括卡马西平、巴比妥酸盐、苯妥英钠、二丙基戊酸和扑痫酮等,相对应的加巴喷丁、拉莫三嗪、甲琥胺,没有此影响。

许多医生会在电抽搐治疗前减少抗抽搐药的剂量,而另一些医生只有在充分癫痫发作的产生出现困难才会减少用量。在电抽搐治疗前,当服用抗抽搐药物是一个精神病患者而不是癫痫病人时,要特别小心由于突然的停药和剂量突然间减少而可能对电抽搐疗效产生潜在的负面影响。

对于那些接受连续的电抽搐治疗,同时又服用抗抽搐药的病人,应该在每次治疗停止服用 1~2 次该药物,同是推荐使用短半衰期的抗抽搐药物。

对于服用抗抽搐药治疗癫痫的病人,电抽搐治疗前一天早晨的药量应该停止服用。通过监测血清水平来维持该药的最低治疗药物剂量,从而使电抽搐癫痫发作的影响减低到最低程度。一些医生会在电抽搐治疗过程中,通过减少抗抽搐药的剂量来使病人维持在一个癫痫状态,从而发挥电抽搐的抗抽搐功能。

5. 单胺氧化酶抑制剂

麻醉医师对接受非选择性的单胺氧化酶抑制剂治疗的病人,都不愿意实施麻醉。因为服用了单胺氧化酶抑制剂,使用任何种类升压药在治疗低血压时会产生高血压危象。因此,一些实施电抽搐治疗的医生和麻醉师提倡在治疗前 7~14d 停止服用单胺氧化酶抑制剂,低血压患者在使用单胺氧化酶抑制剂时,应该使用间接起效的血管升压药如麻黄碱等。哌替啶被限制使用,其他的一些麻醉剂最好不用。

(四)电抽搐治疗中药物协同作用

电抽搐治疗主要用于治疗已经有药物耐受和反复频发病症的患者,因此,在一些副作用明显缺乏证据的情况下,我们建议把电抽搐和抗精神病药物不同治疗手段结合。

1. 抗精神病药物

用电抽搐治疗和抗精神病药物联合治疗精神分裂症,可能要比单独使用其中一种方法更加有效,在已经进行的三项研究中,研究者把单独使用电抽搐治疗和电抽搐治疗联合抗精神病药物治疗的疗效做了一个比较研究,结果表明后者的疗效更好。学者们也对单独使用抗精神病药物治疗的疗效和两者联合使用的疗效做了大量的调查研究,均表明联合治疗的疗效明显好于单独使用抗精神病药物疗效。在一些病例中,我们在联合治疗中尽管只使用了明显低于平均治疗剂量的抗精神病药物,但仍然取得很好的治疗效果。

现在一个关键的临床问题是,电抽搐治疗是否会对有药物耐受的精神分裂症病人产生作用。几乎对所有精神分裂症病人一线治疗方法首先是抗精神病药物治疗,这样,电抽搐治疗很大程度被限制在对一种或几种药物治疗没有反应的病人。

Champattana(1996)对有药物耐受的精神分裂症病人和对联合治疗中有反应的随机病人进行了研究,随机分配接受单独的电抽搐治疗、抗精神病药物,及电抽搐治疗和抗精神病药物的联合治疗。结果表明,联合治疗后疾病复发的概率远低于任何一种单独治疗。

所有的证据表明,电抽搐治疗和抗精神病药物联合治疗对精神分裂症病人尤其适用。对其他精神病病人,尤其是抑郁性精神病是否有相同的疗效目前还不太清楚,理论上,治疗抑郁症的抗抑郁药和抗精神病药也应该和电抽搐治疗有相似的协同作用。另外,单独用电抽搐治疗抑郁型精神病的疗效水平已经很高,进一步提高的空间已经十分有限,有必要尝试联合治疗,进一步提高疗效。

目前关于电抽搐治疗和抗精神病类药物联合治疗的研究主要集中在传统抗精神病药物领域,对于一些新的、非典型的抗精神病药物信息我们只能从个别病例中得到,有些数据表明电抽搐治疗和氯氮平的联合使用可能导致癫痫发作时间延长,或者自发性癫痫的发生,但是更多的数据表明该联合用药安全有效,尽管利血平有抗精神病和降低血压的作用,但在电抽搐治疗时几乎很少有病人服用,两种联合可能会导致死亡。

2. 抗抑郁药

大多数情况,在电抽搐治疗的同时也会让病人继续服用抗抑郁药物。在美国,典型的做法是,在电抽搐治疗前和开始阶段对抑郁性精神病患者停止服用此类药物。关于两者联合使用的疗效,主要集中在以下两个基本问题:①在电抽搐治疗中服用抗抑郁药是否会增加电抽搐治疗的短期抗抑郁效果。②在电抽搐治疗中服用抗抑郁药是否会降低疾病复发的概率。

几乎所有关于电抽搐治疗中药物协同放大作用的研究都是在 20 世纪 50~60 年代展开的。在早期的研究中,一些研究者声称电抽搐治疗和三环类(TCA)或者单胺氧化酶抑制剂(MAOI)联合治疗可以产生更快、疗效更确切的反应。与之相对应的,在对这些早期实验的文字记录中,关于电抽搐治疗和 TCA 联合治疗也积攒了一些负面的发现。研究人员还发现,在电抽搐治疗中联合使用抗抑郁药物,并在反应后继续服用该类药物,与单纯使用了安慰剂的病人相比,疾病的复发率显著降低。

早期的研究结果是不确定的,受制于以下三个因素:①把电抽搐治疗作为对病人的一线治疗方法,而不是现在只有在病人对药物耐受时才会使用。②药物治疗的标准已经改变。早期研究所用的药物剂量,在今天看来并不是最合适的。③许多研究在设计上存在局限性,如样本的容量太小,进行的都是非盲性实验评估。

近来关于这一问题的研究表明,TCA 可以提高电抽搐的治疗效果。Nelson 和 Benjamin(1989)对 84 个年老的极重型抑郁症患者进行了回顾性的研究。病人被分为单纯接受电抽搐治疗组、电抽搐加低剂量的 TCA 治疗组(血清盐酸去甲替林水平为 2~49ng/ml)和电抽搐加治疗剂量 TCA 治疗组(血清盐酸去甲替林水平为 50~149ng/ml)，这些组在年龄、性别的分配和疾病的严重程度上都是等同的。实验使用右侧单侧电抽搐，通过临床记录，对病人临床疗效的提高采用盲性评估。结果显示，接受电抽搐和 TCA 联合治疗的病人取得了显著的临床疗效。低剂量组到治疗剂量组，疗效在数值上呈梯度增长。联合治疗组的病人需要的治疗次数远比单独接受电抽搐治疗的病人要少。此外各组在癫痫发作后导致的思维混乱和对心脏的副作用没有明显的差异，而且，联合用药组有更少发生心脏副作用的趋势。

　　Lauriten(1996)最近做了一个双盲实验，他把有心脏病的病人(n=35)随机分为两组，一组为电抽搐治疗和帕罗西丁治疗组(30mg/d)，一组为电抽搐治疗和安慰剂组。没有心脏病的病人(n=52)也随机分为两组，一组为电抽搐治疗和帕罗西丁(30mg/d)治疗组，一组为电抽搐治疗和丙米嗪(150mg/d)治疗组。首先，三个疗程用双侧电极的电抽搐治疗，后面的疗程改用右单侧电极电抽搐治疗。每个组中病人的性别、年龄和临床特征都是相当的。结果表明，在电抽搐治疗后的临床评分或者治疗的次数上，帕罗西丁组和安慰剂组(心脏病患者)没有区别，相对的，丙米嗪组和帕罗西丁组以及其他的小组相比，取得了显著的临床疗效。主要反映在症状严重程度的分数上有了显著降低。同时服用 TCA 可以提高电抽搐的临床疗效，选择性的 5-羟色胺再摄取抑制剂并没有这样的作用。

　　总之，在抗抑郁药应用到临床后不久，人们就开始尝试把药物和电抽搐联合应用，看是否能够提高电抽搐的疗效。但是，由于这些研究受到了严重的方法学限制，因此所得到的结果也不尽相同。最重要的是治疗时机选择的问题，他们把电抽搐当做了一线的治疗方法，而不像我们现在只有在耐药情况下才会考虑电抽搐治疗。那些严重抑郁症患者，在没有得到充分的药物治疗的情况下，直接用功效更强的电抽搐进行治疗，以后疗效提高的空间就十分有限了。然而,我们现在把耐药性作为进行电抽搐治疗的最主要指征,对这类病人所能取得的疗效也是可以预期的。但是随着对电抽搐反应率的逐渐减弱,我们迫切需要重新考虑药物对电抽搐的协同放大作用。根据目前研究提供的一些证据,虽然很有限,但是我们有理由考虑把电抽搐和抗抑郁药联合起来对病人进行治疗,特别是对药物有耐受性的病人。

所有以前关于电抽搐和抗抑郁联合治疗的实验都主要观察是否提高了病人对电抽搐的反应性,都没有对疾病的复发率进行研究。以前的研究也没有把病人随机分配到抗抑郁和安慰剂电抽搐联合治疗组,然后等病人对电抽搐产生反应后,再把安慰剂组病人转到抗抑郁组继续治疗,从而把他们的复发率和全程接受抗抑郁组治疗病人进行比较。换句话说,就是以前的研究并不能确定在电抽搐治疗前和治疗中服用抗抑郁药是否对预防疾病的复发起到了开-关的作用。由于电抽搐治疗在病人症状缓解后,治疗中断是突然性的(不是逐渐减少),而抗抑郁药在急性期的治疗中,至少要在服药4~6周甚至更长时间后才能发挥其最大的作用。

特别对于已经产生了耐药性的抑郁症患者,抗抑郁药和电抽搐联合治疗应该被首先考虑。这种治疗大大提高了短期的临床疗效。此外,由于对药物耐受的病人复发概率很高,尤其是在电抽搐治疗后的头几个星期,而在电抽搐治疗前给病人服用抗抑郁药,可能有助于维持疗效,降低复发率。

在为病人选择特定的抗抑郁药时,我们要审查哪些药物对病人已经失去效果,失效的标准是在病人有明显的疾病发作时,用常规的标准给予病人足量的该药物治疗(包括药物剂量、周期和病人服从情况),而该药没有临床疗效的,就为失效。尽管还没有进行研究,但是毫无疑问,在电抽搐治疗期间和治疗后给患者服用不同种类的抗抑郁药物,效果要比只服用一种而且病人已经表现出耐药性的药物的疗效好得多。

　　关于电抽搐和抗抑郁药联合治疗的安全性,相关的证据主要来自一些系统性研究和大量的病例报道。证据表明,TCAs与电抽搐联合使用至少在被推荐的治疗剂量范围内是安全的。需要特别注意的是,对目前有心血管疾病的患者,由于在TCAs和电抽搐合用时,通常剂量比较高,可能会产生心血管和抗胆碱毒性,需要我们再给药物时特别注意,给病人服用多种抗抑郁药时也要特别注意。以上情况我们都要随时监测,及时发现有可能发生的副作用。

　　如果频繁给病人服用5-羟色胺再摄取抑制剂,关于该药和电抽搐联合治疗时安全性的信息十分重要。一系列的研究和一些临床病例表明,这种联合治疗可能是安全的。早先有报道说氟西丁增加了癫痫发作的时间,但是紧接着又有报道称,该药缩短了癫痫发作时间,这表明该联合治疗并没有增加癫痫发作时间延长的一些风险。如果给病人服用半衰期很长的氟西丁,可能会造成病人在该药物血药浓度很高的情况下接受电抽搐治疗,但是关于该治疗的不良影响还没有报道,因此,选择性的5-羟色胺再摄取抑制剂和电抽搐的联合治疗在安全上是有保证的。

　　在一些病人中,当服用大剂量的盐酸安非他酮时,自发性癫痫发病的概率会有轻微增加。因此,这类抗抑郁药和电抽搐联合治疗时,理论上可能会导致癫痫发作时间的延长。在这些相关的病例报道中,对电抽搐和盐酸安非他酮联合治疗的安全性问题,并没有得出一个明确结论。但是我们对此类病人尤其是用药剂量大的病人,要特别注意安全性的问题。

　　3. 对病人认知方面副作用起缓解作用的药物

　　在动物实验中有种和电抽搐相类似的反应,叫做电刺激痉挛性休克(ECS),常用来诱导产生遗忘症状和屏蔽掉对记忆有保护作用的一些化合物。现在已经发现许多药物可以降低或阻断电刺激痉挛性休克在动物身上的致遗忘效应。相应的,一些小范围的临床研究也已经展开,探索用药物的方法来降低电抽搐在感知方面的副作用。至今,还没有找到可以被临床接受的用来降低电抽搐感知方面副作用的药物。

第七章
电抽搐治疗的操作技术

第一节　治疗电极的安放

一、电极安放的选择

电极的安放会影响认知功能障碍的严重程度和持续时间。双侧 ECT 比单用右侧 ECT 更容易产生更多的短期和长期的认知功能障碍。右侧 ECT 治疗对认知功能影响不大,原因在于这种右侧式的电刺激不会直接影响优势颞叶的语言和词汇性记忆中枢,源于电刺激只刺激了一侧颞叶缘故。而接受双侧 ECT 治疗几个月以后的患者比右侧 ECT 患者在生活自理方面的健忘程度要大得多。因此有的学者提出了单侧式治疗方法,以减少对患者的记忆损害。而建议双侧式治疗的专家认为影响记忆只是短暂的。有一些学者认为,单侧式治疗对患者的记忆影响较小,但治疗效果较差,目前两种治疗方法国内都有采用。

电极的安放也影响疗效。在治疗抑郁症的病人时,当刺激的强度非常低或者刚超过发作阈值时,右侧 ECT 的疗效非常低。当刺激强度比阈值适度增大时(如在初始阈值的150%以上或其2.5倍),尽管右侧 ECT 的疗效显著升高,但是临床效果仍然比低剂量或高剂量的双侧 ECT 差很多。然而,最近的研究表明,当右侧

ECT 的电刺激强度明显高于刺激阈值时(如 500% 以上或 6 倍阈值),可以发挥更大的疗效,然而认知功能障碍的变化不大。相反,对于绝大多数的病人来说,双侧 ECT 的最大电流量也只能适度超阈值(也就是超过阈值的 50%~150%)。在双侧 ECT 中增加刺激量时功效提高很少,但是认知功能障碍明显增加。以上表明,右侧ECT 的最小刺激量至少是初始发作阈值的 2.5 倍,双侧 ECT 的最大电流量也只是适度超阈值(也就是超过阈值的 50%~150%),但是对于双侧 ECT 的病人来说可允许最大电流量。

事实上,美国目前使用 ECT 设备即使调到电流最大输出量(504~576mC)也不能提供右侧 ECT 所需的显著超阈值电流。在一项大规模的研究中,Boylan(2000)报告指出大约 90% 的病人在右侧 ECT 治疗时最初的发作阈值至少为 100mC。因此,绝大多数患者治疗所需的刺激至少是初始阈值的 5 倍。为了避免右侧 ECT 中过高的电流刺激仅仅连接在一侧头皮上,建议发作阈值很高的病人最好采用双侧 ECT。

尽管资料有限,然而少量研究表明,除了抑郁症的患者,电极安放的位置会影响 ECT 治疗人群的疗效。一般建议对急性躁狂的病人使用双侧 ECT,尽管有证据和之相反。对于精神分裂症的病人, 在单侧 ECT 和双侧 ECT 的对比实验中发现疗效无差别。但是由于标本数量少和其他方法学上的困难,这个问题仍然没有得到解决。

操作人员选择单侧还是双侧 ECT 有各自不同的考虑。一些使用者只固定选择单侧或双侧 ECT 中的一种, 另一些使用者则在开始的时候选择单侧 ECT,当病人没有反应或反应非常慢的时候再切换到双侧 ECT。例如,当病人在 6 次右侧 ECT 后没有明显的效果,就会切换到双侧 ECT,当然,面对反应不充分时,有的医生也会选择在切换到双侧 ECT 之前增加右侧 ECT 的刺激量。另一种情况是, 当精神病学或临床情况需要病人有一个非常明显、迅速的临床反应时，一开始就给病人使用双侧 ECT。还有一种情况是，刚一开始就给所有的病人使用双侧 ECT，当认知功能障碍比较严重，尤其出现持续的谵妄时，再切换的右侧 ECT。

　　操作人员应该能熟练运用单侧和双侧 ECT。当不好确定使用单侧还是双侧 ECT 时，操作人员应该清楚治疗中的变化和不同的电极安放会产生不同程度的副反应。此外，他们还应该意识到，其他因素和电极位置会共同影响临床改变或副作用，尤其涉及双侧 ECT 联用时，高度超阈值的刺激强度、正弦波的刺激方式，会使认知功能障碍更加严重，但是治疗效果却没有提高。相反，越来越多的证据表明，当电刺激强度足够大时，右侧 ECT 比双侧 ECT 治疗效果好，副反应少。这些发现鼓励大家更多使用右侧 ECT，并且强调了选择电极的安放应该依据刺激强度的大小。另外，由于电极的安放位置会影响治疗效果和副反应，因此，选择电极的安放时，应该和知情同意者、参与的医生共同讨论决定。

二、电极位置的安放

　　双侧电极安放的方法是将双侧 ECT 安放于两侧颞部的位置。电极安放在头部的双侧，每个电极的中点位于耳屏到眼外眦连线中点上大约 2.5cm 处。因此，这个直径为 5cm 电极的底部就在耳屏到眼外眦的连线上。近些年来，还提倡另外两种安放电极的方式。早期的研究将安放于两侧电极的间距减少，与传统的安放电极的方式双颞的刺激比较，发现前者能减少记忆功能的损害，但同时也限制了疗效。最近的研究将安放在头部双侧电极的位置增宽后，和传统电极安放方式比较，发现这项新技术能够使认知功能障碍减轻，并且疗效更好。最近这种类似的报告越来越多，都提供了一些确凿的数据来支持这项新技术的有效性和可靠性。一系列的临床报告中也使用了这种不对称的放置方式，左边的位置靠前，右边在标准的颞的位置。然而，仍然需要进一步的研究考证这些双侧电极的安放改变后的疗效。

尽管单侧 ECT 有多种安放方式,d'Elia(1970)的安放是值得推荐的。这个位置是两个耳屏连线和鼻根与枕骨隆突连线的交点。电极的中点就在这个交点大约 2.5cm 的地方。位于颞部的电极就安放在传统的双侧 ECT 所安放的地方。尽量避免将单侧电极放在额叶前部,因为这里诱导发作会比较困难。不管是单侧 ECT 还是双侧 ECT,都应该避免刺激超量或放置头部诱导发作不敏感的地方。

对于左利手的患者来说,电极安放的位置还是不能确定。据统计,大约 70% 的左利手患者和右利手患者语言功能区都在大脑左侧,15% 的左利手患者大脑双侧都有语言功能区,还有 15% 的左利手患者与通常的模式相反,语言功能的优势在右侧半球。右利手患者,在使用右侧 ECT 过程中比左侧 ECT 或双侧 ECT 出现语言功能中断的情况更少。对于绝大多数左利手患者来说也是同样的联系。通过最初的少量治疗来改变、调整单侧电极放置的位置,然后确定哪种放置方式引起的急性精神错乱和健忘症等副反应最小,但是一般很少用到这种方法。

如果用右利手或左利手的习惯是电极安放的影响因素,那么了解清楚病人用那只手写字是非常重要,但是病人习惯使用那只手写字也并非绝对正确的参考指标。许多明显有左手优势的人却用右手写字。还有报告指出人在参与不同的活动时手的活动是无意识的,有些明显偏重右手的人实际上双手同能或左手更强。应该通过一系列特别的活动调查病人的优势手,例如投球、使用刀叉和剪刀等。这一系列标准是很常见的。使用那只手更有优势是需要检查和评估的。其他方面(偏眼性或偏脚性)的不对称性对此影响不大。

有证据表明脑部的偏侧性功能同样影响认知领域,例如,一些数据表明,大多数的个体不管是左利手还是右利手,在抑郁情绪的发展和维持过程中右侧半球相对于左半球担任了更加重要的角色。这个推断可能来自治疗抑郁症的病人时,右侧 ECT 比左侧 ECT 疗效更好的一些有限证据, 尽管这些发现还是有待于考证。在这点上,绝大多数的操作人员都认为使用右侧 ECT 和左利手还是右利手无关。

　　在双侧 ECT 中,刺激电极安放在头部两侧位置,电极的中点位于耳屏到眼外眦连线中点上大约 2.5cm 处。当使用直径为 5cm 的电极时,电极的底部就位于耳屏到眼外眦连线的切线上,如图 2 所示,使用右侧 ECT 时,一个电极放在 1 位置,另一放在 2 位置,即两个耳屏连线和鼻根与枕骨隆突连线的交点。这些连线的交点位于颅顶,5cm 大小的电极近邻颅顶。

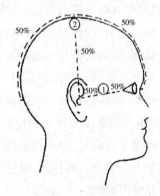

图2　双侧电极和右侧电极的安放

三、刺激电极位点的准备

　　电抽搐治疗时电流通过所遇到的阻力,主要来自皮肤,油性分泌物构成主要的阻抗因素,而不是颅骨。所以在涂抹导电胶冻之前,先要用有机溶剂仔细彻底清洁欲安置电极的皮肤。为了与头皮有充分的电学接触,小心将头皮尽可能安置在刺激电极的下方。与头皮接触的刺激电极的表面涂有导电胶,虽然这是全部操作程序的必要部分，但是其本身并不完全达到充分接触的目的。准备不充分或连接不好都容易导致电阻升高。在恒定的电流设备中，电阻过高会导致电压也相应增高或不能将电流维持在规定的水平上。在后一种情况中可能诱导发作失败，所实施刺激强度的大小也不知道。使用恒定电压的装置，电阻过高将会导致电流强度降低，诱导发作失败。

一种方法是用溶剂(酒精等)来清洁头皮区。但要确保该溶液勿滴在实际接触区外。等晾干后，在头皮上擦拭导电研磨介质来降低电阻。实施刺激前使用导电胶体可以确保足够大的导电界面。如果电极放置的位置被大量头发覆盖，单侧可以选用带有喙的电极，通常先用溶剂严格消毒后再使用导电研磨介质。没必要剪下面头发。使用盐水顺着电极的表面滴下。实际上，任何导电介质上的污点通过电极间的头皮时都将改变电流的路径。因为导电介质上的污点处电阻很低，很大部分电流会通过头皮而不进入大脑。这种电流的分流会降低诱导发作的可能。

总而言之，电极和头皮接触越紧密电阻就越小。有柄的电极必须要绝缘，这样使用人员才不会接触到电极或刺激电极(用裸露的金属丝连接到电极上)。同时，也不提倡将钳子作为电极支持使用。因为在解剖学上头骨是不对称的，通过调整钳子找到电极安放的准确位置是非常困难的。

第二节　电抽搐设定的刺激量

一、刺激的参数

(一)刺激的波形

正弦波电刺激和脉冲波电刺激的不同见图 3。

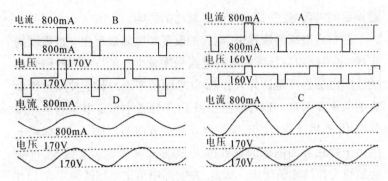

图 3　正弦波电刺激和脉冲波电刺激的不同

(二)刺激的模式

ECT 装置根据操作原理如恒定电流、恒定电压、恒定能量而划分不同的种类。

使用恒定电流的装置,电流的峰值可以事先设定好,也可以由操作者自己调整。这种装置通过调节电压来确保刺激过程中电流保持在理想的水平。根据欧姆定律,电压传送电流时要受到电阻的阻抗力。因此,当电阻增加时,相应增加电压就可以维持恒定的电流。由于电极和皮肤之间接触界面的属性是电阻大小的主要决定因素,接触面越大电阻越大,在这样的循环中,持续的电流装置通过增加输出电压将设定的电流传送给患者。由于过高输出电压会烧灼皮肤,因此,我们所用的恒定电流装置都配有电压限制器来防止非正常情况电阻升高导致输出电压过高。但是,当装置因为电阻过高而限制电压时,电流也不会维持原来的水平。所以,有可能会诱导发作失败。即使有发作,刺激的强度也就在阈值水平左右,容易出现副反应。临床上常用改变电流通过时间使总电荷不变。通过改变脉冲的频率、脉冲的宽度、脉冲列的持续时间来调节总电量。每次这些操作改变的都是固定电流的通电时间。通过某些装置还可以调整电流峰值的振幅。不管改变电流通过的时间还是电流的振幅,使用恒定电流传送方式都能保证临床医生传送预定的电荷量,并且不受电阻波动的影响。

在恒定电压的装置中,电流的改变和电阻成反比。根据欧姆定律,电阻增加会导致传送的电流强度减少。单位面积神经中枢通过的电流强度是诱导发作和 ECT 刺激产生的其他神经生物学影响的重要因素。这种联系涉及 ECT 装置中恒定电压基本原理的应用。使用者或者没有关注电流强度方面的信息。此外,如果电阻由于接触界面的原因导致过大,恒定电压中电流会减少,可能会缩短发作持续的时间。因此,在实际中恒定电压的装置在 ECT 中很少使用。

刺激传递的另外一种方式是维持恒定的输出能量。在这种装置中,使用者可以选择焦耳(瓦特/秒)作为能量的单位。为了保持能量的恒定,这种装置将改变刺激的持续时间。理论上这种设计并不让人满意。如果操作者设定好的恒定能量在传输时电阻较高,病人接受的刺激持续时间会缩短。恒定能量的装置,同恒定电压的装置一样,在电路中传送的电荷与电阻成反比。正如前面所讲,电阻的变化与治疗效果、副反应关系都不大。因此,在 ECT 刺激过程中能量单位(焦耳)的有效性和准确性值得怀疑。综上所述,从理论上讲,恒定能量的装置在 ECT 中的使用价值也不大。

(三)刺激参数的选择

单脉冲、方波刺激通过频率、脉宽和脉冲次数来描述。对于这类刺激来说,频率是指每秒的周数(脉冲对),频率为 70Hz 就可以产生 140 次/s 的脉冲,一个脉宽是 1s 的千分之一(毫秒,ms)。在 1s 内刺激时,将产生 140 次的脉冲,或者说 140ms 的总刺激数(0.14s)。在同一波形图中,刺激的几种参数是可以改变的。在恒定电流的简短脉冲装置中,临床医生可以改变以下全部或者部分参数:脉冲的频率、脉冲的宽度、脉冲过程中电流峰值的振幅、脉冲列持续的时间。此外,还可以对脉冲列中脉冲的分布进行选择;是单项还是双相,是均一还是间歇。尽管刺激参数的结构有根本的不同,但是所检测的刺激强度(电荷或能量)应该是恒定的。例如,一个双相简短的脉冲刺激中的电荷被传送的脉冲频率是40Hz,脉宽1.4ms,振幅是800mA持续2s的脉冲列是179.2mC。同样,同一电荷也可以用80Hz的频率、1ms的脉冲宽度、1.4s的脉冲列持续时间来传送。

有证据表明不同的刺激结构会影响疗效和限制ECT中其他副作用。初步的证据表明,增加简短脉冲恒定电流刺激装置中的脉冲列持续时间,比增加脉冲的频率在诱导发作中更有效。总之,当增加刺激强度时,ECT的脉冲宽度也随之增加,当超过1ms时效率就非常低了。此外,关于脉冲振幅(电流)结构相关效率的研究几乎没有。

(四)设备的最大输出

我们目前使用美国的恒定电流简短脉冲设备(思倍通),最大输出功率是540~576mC或者220V时大约100J。欧洲、加拿大也使用同样设备。

精神病患者产生发作所需的最小刺激强度(也就是发作的阈值)存在着明显可变性。一些研究指出,使用恒定电流简短脉冲刺激装置时,临床上常用的发作阈值的范围在50倍。发作阈值非常高的病人,一般他们阈值的升高和药物、过量的麻醉剂或其他影响因素有关。这种情况下,即使调到设备最大的刺激强度也许仍然不发作。另外,要明显增加右侧ECT的刺激量使之充分的超阈值(如在150%以上或者2.5倍阈值)达到理想疗效。还有一些原因值得考证的是,少数患者对双侧ECT的电流强度要求至少中度超阈值(如超过阈值的50%~150%)时才有反应。因此,发作阈值较高的患者,即使使用设备的最大输出量,可能仍然不能获得较好的治疗效果。

当设备的最大输出量不能诱导发作或者提供的刺激量达不到发作阈值时,并且已经排除了阈值升高的可逆原因,操作者可以使用(双刺激)的技术。这项技术包括在最短的时间内传送两个电刺激的总和。如果两个刺激的间隔过大(如超过几秒),即使两个刺激的总和也很难诱导有效的发作。尽管有时需要,但是使用双刺激并不是最理想的解决方法,最好的方法是使用更大输出量的 ECT 设备。

二、刺激强度

确定 ECT 治疗刺激的电量时要考虑几个方面的因素,因为诱导每个病人发作的刺激阈值明显不同。抽搐阈值的确定是一个较复杂的问题,抽搐阈值会随着年龄增加而增加,而随着一个疗程中治疗次数的增加,阈值也要逐渐增加,另外,男性的抽搐阈值较女性要高些,双侧电抽搐治疗较单侧式要低,还有就是一些药物也会影响抽搐阈值如苯二氮䓬类、戊四氮、咖啡因等,因此如果对所有的病人使用相同的电流强度来诱导发作,那么会让发作阈值高的患者接受到的刺激强度不够, 对那些发作阈值低的病人,可能会带来不必要的认知障碍。

一般说来, 使用双侧 ECT 的病人应该接受适量超阈值的刺激,超过发作阈值的 50%~150%(阈值的 0.5~2.5 倍),单侧ECT 的功效所要求的超阈值量远远大于双侧 ECT 的超阈值量。使用右侧 ECT 治疗的患者应该接受中剂量到大量的超阈值量, 即发作阈值的 150%~500%(阈值的 2.5~6 倍)。

第三节 预充氧过程

一、治疗前给氧

传统电抽搐治疗在对患者所施行的治疗中,由于患者的呼吸肌处于强直阶段,不能有效呼吸,常使患者的血氧饱和度下降至

40%,在抽搐结束之前,患者常显示出深度发绀,个别人还会出现大小便失禁。有些甚至会出现迟发性抽搐的并发症,是否是大脑缺氧所致还不清楚,考虑到深度发绀时可能发生,但是时间较短,可以代偿。20世纪50~60年代出现改良ECT,80年代又在治疗前使用巴比妥类药物预先进行麻醉诱导,再给予琥珀胆碱注射使肌肉松弛后再实行电刺激治疗,整个过程给予面罩正压充氧。由此以来,这类迟发性抽搐的并发症再没有报道过。传统的、老式的电抽搐治疗诱发了全身性抽搐发作,在此过程中,肌肉运动消耗了大量的氧。而现代新式电抽搐治疗中,由于使用了琥珀胆碱使肌肉松弛,减少了对氧的消耗。这可能是现代电抽搐治疗所带来的并发症减少的原因。我们建议从麻醉作用起效到病人恢复自主呼吸的这个过程中,都应该为患者提供氧气(100%,正压,呼吸节律;15~20次/min),除了使用电刺激的时候。麻醉前几分钟给氧对心肌萎缩、身体虚弱、小发作的病人很有益处。麻醉见效后提供氧气对有快速血氧降低的病人是非常重要的。给氧的患者还包括肥胖者和肺部疾病者。建议每分钟吸入15~20次纯氧(每分钟6L至少3~5min),或者深大呼吸4次,我们称之为预充氧。

二、治疗后给氧

由于肌肉松弛和发作,病人在随后的阶段处于呼吸停止的状态,需要给氧直到恢复自主呼吸。中途不要间断,直到自主呼吸恢复后才停止正压给氧。在小发作的时候应该给患者恢复给氧,因为这时大脑的耗氧量是平时的两倍。给氧的过程中应该避免出现脑电图(EEG)假象。但要注意,在患有慢性阻塞性肺部疾病的患者中,100%浓度的氧应该禁用,而改用自然空气或二氧化碳混合气体充入,以便在部分缺氧的情况下刺激呼吸恢复,对这类患者使用血氧饱和度监测仪进行全程监护。

第四节 麻醉的运用

一、抗胆碱能类药物

电抽搐治疗前给予抗胆碱能类药物的目的在于预防电刺激后立即或在治疗过程当中对迷走神经的刺激所导致的心率减慢。电流刺激会诱导患者发作,并立即出现短暂的心动过缓,继而又转变成心动过速,在治疗过程中心律失常是很常见的。在用麻醉剂前使用抗胆碱能类药物可以降低麻醉诱导作用产生的心律失常或者心搏停止的危险。如果电刺激诱导发作失败(亚惊厥状态),诱发病人心动过缓,处理就比较困难了。许多研究认为,抗胆碱能药物尤其适用于用了交感神经阻滞剂患者(β-阻滞剂)或者其他情况下防止发生迷走神经性心动过缓。值得注意的是,有些患者使用了抗胆碱类药物后可能会加重原有的心动过速和增加心肌的负荷量。此外,这类药物其他的副作用还包括便秘、尿潴留等。

通常,抗胆碱能药物于麻醉前 2~3min 静脉注射,或者麻醉前 30~60min 肌注。后者有利于减少患者分泌物,间接提高了患者的通气能力。但是,静脉用药效果比较好,因为它能保障抗胆碱能类药物能被很好吸收,同时用药剂量相对较少,避免病人禁水期间加剧口腔干燥。然而,最重要的是抗胆碱能药物能在麻醉剂起效前增加病人心率,因此,要确保抗胆碱能类药物的剂量。由于个体差异,患者体内药物的分布和药效的持续时间不同,在麻醉前 30~60min 肌肉注射抗胆碱能类药物,对于部分病人可能没有作用。亚惊厥状态时病人不能使用抗胆碱能类药物。

常用抗胆碱能类药物有:阿托品 0.4~1.2mg,静脉用药或者

0.3~0.6mg,肌肉注射,胃长宁(格隆溴胺)0.2~0.4mg,静脉用药或者肌肉注射。理论上,胃长宁通过血脑屏障的剂量比阿托品少。事实上,研究对照表明,在 ECT 中阿托品和胃长宁引起的认知障碍、心功能影响或者发作后恶心等副反应差别不大。相对于胃长宁,阿托品对迷走神经的阻滞作用更大。

二、麻醉药

ECT 中应该使用药效强、持续时间短的麻醉剂。使用麻醉剂的目的是患者在肌肉放松阶段,包括发作阶段失去意识。但是,这种无意识状态只能维持几分钟。过量的麻醉剂可能会延长患者的无意识状态和无呼吸状态,提高发作的阈值,缩短发作持续的时间,增加心血管并发症的危险。相反,如果麻醉剂量不够,病人不能完全处于无意识状态,可能会发生自发的觉醒,并在事后回忆起这一可怕的经历。因此,我们的目标是一种安全有效的麻醉剂。

ECT 目前常用的麻醉剂有:丙泊酚,常用剂量 1.5~2.5mg/kg,依托咪脂,常用剂量 0.15~0.3mg/kg,单一静脉用药。

尽管最近丙泊酚的使用在增加,但是它对 ECT 安全性和有效性影响的证据还是初步的。大量研究发现,使用丙泊酚可减少ECT 中血液动力学的改变,缩短发作持续时间。最初发现用丙泊酚可缩短发作持续时间,然而越来越多的证据表明,ECT 的疗效要求适当限制发作持续时间。随机试验表明,丙泊酚作为麻醉剂使用,和巴比妥类疗效比较差异不大,需要注意的是丙泊酚注射时有注射痛,但是,在 ECT 后康复的速度和认知功能障碍方面,它和其他麻醉剂相比差别不大。

依托咪酯适用于其他麻醉剂不易诱导发作、发作状态持续短暂或者是发作诱导失败的患者。在它们各自的剂量范围内,使用依托咪酯比丙泊酚诱导发作时间长。依托咪脂和丙泊酚相比,患者在注射时会感觉痛些,恢复时间也长一些,依托咪酯很少引起低血压等副作用,尤其适用于充血性心衰及相关情况的病人。

氯胺酮(2~3mg/kg)属于拟交感神经药物,可能会改变患者发作后阶段的意识状态。它可用在各项最大设置不能成功诱导发作的情况。不管是使用哪种麻醉剂,都应该在每次治疗中确定适当的剂量,并且在随后的治疗中调整到最佳剂量。

三、肌肉松弛剂

肌肉松弛剂可以改变肌肉痉挛,提高气道管理。琥珀酰胆碱(0.5~1.0mg/kg,静脉用药)是常用的肌肉松弛剂。在使用肌肉松弛剂之前,麻醉师应该确定病人的气道管理已经建立,并且在呼吸肌肉麻痹之前已经处于无意识状态。肌肉松弛剂可以在麻醉剂之后使用,也可以等到无意识状态的最初症状出现后使用。后者比较常用。一方面,患者的麻醉反应在每次治疗中都有变化;另一方面,患者如果没有完全进入无意识状态,即使发作,也可能事后会回忆起这一可怕经历。

使用肌肉松弛剂的目的是显著改善肌肉的痉挛,使肌肉和骨骼损伤程度降低到最小。完全麻痹是不需要也不必要的,但是,对于某些有骨质疏松症、脊椎损伤病史的患者,就需要完全的松弛,并且剂量可适度增大。在每次治疗时,应该确保总量的肌肉松弛剂,并且以后疗程中调整剂量,并达到理想的效果。

在首次ECT治疗后,部分病人会出现重度肌肉疼痛。如果患者剧烈的肌肉抽搐是因为使用了琥珀胆碱,那么这种肌肉的痉挛性收缩很容易处理。使用箭毒(3~4.5mg,静脉用药)和阿曲库铵(3~4.5mg,静脉用药)可以缓解琥珀胆碱诱发的肌肉抽搐。如果使用上述药物,就有必要将琥珀胆碱的剂量提高10%~25%,以取得和之前疗效相同程度的肌肉松弛,因为琥珀胆碱和非去极化肌肉松弛剂有竞争性拮抗作用。值得注意的是,尽管在随后的治疗中并没有操作上的改变,但是主诉肌肉疼痛的报告并不常见。

非去极化肌肉松弛剂适用于拟胆碱酯酶不足、胆碱酯酶抑制(如一些抗青光眼的药物或者有机磷酸酯杀虫剂)、血钾过高、严重的神经肌肉疾病或损伤(如四肢麻痹、肌肉萎缩侧硬化症)、严重的骨质疏松、严重的肌肉僵化、恶性发热的病人。阿曲库铵(0.3~0.5mg/kg)、罗库溴铵(0.3~0.5mg/kg)、瑞库溴胺(1.0~2.0mg/kg)都会拮抗琥珀胆碱。和琥珀胆碱相比较,阿曲库铵、罗库溴铵和瑞库溴铵的作用时间更长,价格更高。在诱导发作后,抗胆碱酯酶类如新斯的明或毒扁豆碱和阿托品连用都可以改变它们的药效及持续时间。

在使用电刺激之前,要确保有足够剂量的肌肉松弛剂来减少膝盖、脚踝、脚底的神经反射,降低肌肉的协调能力,减少或消除对神经刺激器的反应。神经刺激器尤其适用于肌肉松弛程度不能确定、肌肉骨骼并发症的高危人群,以及只能使用非去极化肌肉松弛剂的患者。去极化肌肉松弛剂如琥珀胆碱,只有当肌束抽搐现象完全消失的时候,它的药效才能最大限度发挥。通常在肌束抽搐停止后才进行电刺激。最好停止抽搐的部位一般是腿部。老年病人达到完全松弛的时间通常比年轻人长。

决定常用的拟胆碱酯酶水平和二丁卡因剂量是不可取的。因为有个人史或者家族史的病人在使用肌肉松弛剂后会延长无呼吸状态。在这种情况下,确定二丁卡因的剂量需要更多的信息。在前面的治疗中,不管是为了试验还是实际中需要延长无呼吸状态,都应该使用很小剂量的琥珀胆碱(例如最初的剂量是 1~5mg,静脉使用),或者改变阿曲库铵、罗库溴铵的剂量,此外,麻醉医师还应该清楚环境和其他药物可能对肌肉松弛剂的药效产生影响。

第五节　阻抗的临床应用

测试阻抗值的目的主要是要了解电极与皮肤表面之间的电阻值,在进行单侧式电抽搐治疗时,这一过程非常重要,因为比起双侧式电抽搐治疗来说,在减少刺激水平时非常容易导致治疗失败。如果电极和头皮之间的接触不好、电极电位准备不正确或不完整、刺激电缆和设备连接不好或不充分,都会导致电阻过高,如果测试出的阻抗值高于仪器制造商所推荐的范围>2000Ω(欧姆),应当设法降低之。可通过:①对电极增加压力;②增加导电胶;③移开电极下的头发;④使用皮肤专业砂纸轻微摩擦电极下皮肤,除去表皮死亡细胞及皮脂。在高阻抗状态下,进行治疗有造成皮肤烧伤的危险。如果采用上述方法还不能将电阻调到容许范围,就要决定是否继续治疗。权衡一下利弊,通常情况是放弃治疗(实际上,这种风险性的程度相当轻微)。

如果电阻抗值过低,低于200Ω 欧姆,通常表明,治疗时电极接触部位由于涂抹凝胶或膏体,导致两个 ECT 刺激电极形成不正常的电流通路。当患者涂发胶、出大汗时,导致 ECT 电极尖形成低阻抗电流桥会出现上述情况。如果在这种情况下输出 ECT 刺激,实际上全部刺激都通过低电阻电流桥并联输出,没有或很少刺激进入脑部。而且,这种情况下还是可能烧焦头发。

如果出现了异常的电阻值,应该找出电阻过高或过低的原因,并在治疗前采取措施使电阻值恢复到正常。需要进行另外一项测试程序(或从配置的读数器上继续读数)来确定采取的这些措施是否有效。美国思倍通治疗仪在治疗开始时,自检阻抗测定能连续监测刺激电极连接,并显示静息阻抗值,对静息阻抗值进行连续定值。阻抗必须在 100~5000Ω 之间。如静息阻抗超出该范围,思倍通将不输出刺激。有一种很少见的情况是:电路没问题,由于病人皮肤自身的特性导致电阻的测试值很低。一些设备会明确警示使用人员电阻值异常,并会自动与刺激传输器断开。还有些设备具有选择性,如果是因为病人自身的因素引起的电阻异常不报警,并且仍然会传输刺激。这种不出现警告的情况非常少见,除非是因为患者皮肤的特性。而能和刺激传输器自动断开的设备安全保障良好。在一些病例中,尽管电阻异常升高、刺激的输出量不能达到使用人员设置的参数标准、给予病人的刺激剂量也不清楚、可能不会诱导发作,但是仍然会传送刺激。应该强调的是,如果电极和皮肤的安放连接是正确有效的, 只要有电阻值异常,也尽量不给予刺激。

经验表明,只要对 ECT 电极部位进行充分的准备及保持与皮肤的适当接触,患者的静息电阻应该很少超过 1500Ω。

第六节 保护牙齿和舌

在抽搐治疗过程中,电刺激会直接导致颞部肌肉收缩,使上下颌强力紧闭,这有可能造成严重的舌或颊黏膜咬伤的情况出现。为此,进行电抽搐治疗时,在施行电刺激之前,应当把一只橡皮保护器安放在上下颌牙之间,有缓冲牙齿的闭合力,预防舌伸出被咬伤。塑料导管作为口腔保护器并不可取,因为这样会增加牙齿咬碎和下颌受伤的危险。口腔保护器要设计成能直接承受磨牙咬合的压迫力,防止门牙破碎。在分开的上下牙颌和下唇之间的前方,还应该保留通道,因为患者的鼻子可能会被分泌物阻塞,口腔保护器是中空的可以通气,也区别于给氧和插入吸痰管。这个橡胶垫大小要适合上下牙颌间距,厚薄适中便于安放,而且要非常有效地把咬合力向后转移。当然,如果患者口内有一颗或几颗易碎牙齿,使用咬合阻止器可以预防并发症。病人还应该取下假牙,用纱布填充在牙龈间缓冲下颌的咬合力。无牙齿的患者则无需口腔保护器,总之,采取各种保护措施来缓冲强大的咬合力是非常必要的,要防止或者尽量减小电刺激时的损伤,可以支持患者的下巴,使咬合器能紧密接触其下颌。

第七节　抽搐的发作

电刺激有直接医疗效果,最普遍的观点还是认为电抽搐治疗中抽搐的发生才是主要的治疗因素。为此,必须确保每次治疗时都在一定的检测条件下,证实有两侧性、广泛性的发作。还没有一个广泛客观的标准来规定对抽搐过程的时间加以最简化的设置。但是有一点为临床医生所公认,即电抽搐治疗时,假如肢体抽搐时间不足 25s,那么下次的治疗就应该加大电刺激量。抽搐时间较短,脑电图又无法确定有无抽搐或者发生不完全性抽搐,都可能会降低临床治疗效果。那些主张在一个有效的治疗疗程中,应该在总抽搐时间上缩短到最低限度的观点并无客观资料的支持。因为许多抑郁症患者需要 6~8 次的治疗,平均每次抽搐时间为 50s,大多数的患者总抽搐时间在 300~400s 时就可康复。当然这些都是一般性的临床经验,难以形成公认的原则,还需要今后的深入研究才能下结论。

一旦所给予的电刺激电量值超过了抽搐阈值,所产生的抽搐过程与疗效无关了。那么临床医生该如何评价诱导的电抽搐质量,临床医生应当在脑电图上寻找有无与基线相比的高波幅同步化的脑电图特点,即表现为典型的峰尖波——慢波阶段,并且具有显著的发作后抑制现象,同时还会出现心动过速反应,这些现象存在则预示发作质量较好。使用 2 导联的脑电图描记就可发现半球间联系(对称性)的程度。因为在对住院医师的培训计划中很少教他们判断抽搐质量这一非常重要的内容。有些电抽搐治疗仪中结合计算机的判读方案,可自动测量脑电图波幅、连贯性、发作后抑制情况,可以说这三个发作性脑电图特点与抽搐质量密切相关。

第八节 脑电图的监测

一、发作时的脑电图监测

近年来,不管是单次的治疗还是整个连续的治疗过程,都表明发作持续时间在疗效方面意义不大。此外,发作的持续时间和刺激强度也有复杂的联系。当刺激强度和发作阈值很接近时,病人可能出现短暂发作或发作中断。这类发作通常只持续 15s 或更短时间。少量的增加刺激强度(仅仅在阈上水平),病人会表现发作持续时间长、脑电图振幅低、脑电图显示没有发作后的抑制。当刺激强度大量超阈值时,患者发作持续时间缩短,但是脑电图表明发作很充分(振幅较高),发作后的抑制也更大。

从以上信息可以看出,仅仅有足够的发作持续时间并不能说明治疗有效。但是,当运动神经活动(痉挛)和脑电图表明发作持续时间少于 15s 时, 说明电刺激不充分以致发作有限和疗效不够。然而,如果没有显示双侧运动神经活动和脑电图的情况,说明发作也不充分。总之,如果刺激的强度仅仅在阈上,即使发作的持续时间长也可能没有疗效。在患者的发作过程中,任何明显的改变都应该给予医生警告。例如,如果在持续的治疗中,患者发作持续的时间从 100s 减少到 40s,后面的治疗可能会出现问题,尤其是当刺激强度超过阈值的程度都不知道时,尽管发作持续的时间在治疗过程中通常会缩短,但是连续两个治疗间期缩短的量级是不典型的,可能是因为刺激的量在阈值上下或其他一些影响因素。此外,老年患者发作持续的时间比青年短。中量或大量超阈值的治疗可能会导致运动神经和脑电图的活动时间在 15~30s 或者更短,尤其是老年患者,这些患者正在接受的治疗强度可能已经满负荷,如果进一步增大刺激强度,会导致发作持续时间缩短和认知功能障碍。

二、发作时的脑电活动

至少有一个频道可以通过记录或听觉输出信号的方式来监测脑部活动。在使用麻醉剂和肌肉松弛剂之前,要确定脑电图的记录要充分、足够。临床医师要熟悉这些仪器,否则有时病人没有发作(由于麻醉剂、心电图的影响)脑电图也会显示有发作反应,并且发作过程中和结束时的显示也有所不同。脑电图的监测应该持续到临床医师确定发作已经结束。发作结束最明显的特征是一段时间显著的减弱(抑制)后,紧接着有一个高而锋利的振幅。而在发作过程中波形的活动变化是很缓慢的。

在 ECT 治疗过程中,大多数治疗场所记录的脑电图有两种:前额——乳突的监测和前额——正面的监测。前额——乳突的监测更好,前额——正面的监测显示了脑电图活动的减弱是因为脑电图频道记录的两个电极间的电压不同,如果两个电极中的电压同步改变就记录不到了。在右侧 ECT 中使用左侧的监测会在发作中有一些帮助。因此,如果只有一个脑电图频道可以使用,通常选择从左前额到左乳突的监测记录。

在前额设定的点通常在眉心中点上大约 2.5cm 的地方。将电极放置在比前额高的位置(例如 2.5~7.5cm)可以使发作中的脑电图的振幅增大。乳突的位置在耳后的骨头突出部,将电极放置在比乳突高的位置会减轻脑电图的脉冲被干扰。脑电图选点的确定和准备工作最好有一个连续的方案。

在脑电图选点的准备过程中医生一定要认真仔细。到目前为止,脑电图记录不好的最常见原因是在脑电图选点中由于接触不良和其他一些原因导致电阻过大。决定发作的出现、发作的质量、发作结束时间点和抑制程度都会受到人为干扰。脑电图选点准备过程中的步骤同 ECT 电极安放准备过程的步骤类似。

前额和乳突位置都应该用溶剂擦拭干净(如外用酒精),然后完全干燥。用医用棉签或者其他涂药器擦拭研磨介质并使之渗入皮肤,但仅限于和皮肤接触的区域。擦拭了研磨介质的区域具有导电性并能确保电极完全黏附在正确的位置。一次性的 EEG 电极或类似的一次性装置普遍应用于 ECT 中记录 EEG。如果使用金属电极(金杯、银–银氯化合物),同样要完成这些准备步骤。但是,这些电极的导电性要很强,并用带子固定使其和皮肤接触良好。

当 EEG 电缆和 EEG 电极连好之后,操作人员要检查 EEG 记录的质量。调整好 EEG 放大器的连接接收装置和灵敏性,以便低电压和快频率的活动也能清楚可辨。EEG 活动灵敏度太低,位于基线以下或者灵敏度太高超过了基线都会影响发作起始时间和结束时间的确定,当 EEG 使用两个频道记录时,固定好用哪个频道记录哪边的情况非常重要,用难复制的输出信号来记录这些信息也是非常有好处的。这种配置很容易辨认,因为固定在前额的电极在相关的频道会出现一个人为的高振幅。

三、适当策略

近年来,一些 ECT 设备可以传送发作中和发作后 EEG 改变的信息。最初的证据表明,发作后较好的临床治疗效果通常伴随较高的振幅(在峰值和波形活动中),接着有显著的发作后 EEG 的抑制。然而,似乎各种因素都会影响发作和临床效果无关的发作后 EEG 的显示,包括病人的年龄、治疗次数、初始发作阈值、治疗环境。另外,在 ECT 设备中的一些方法至今没有证实可以支持临床治疗。除此之外,对 ECT 反应不够或者缓慢、EEG 表现出发作的振幅低或者缺乏发作后 EEG 抑制的病人,要进一步证实他们需要增加刺激的剂量或者将单侧 ECT 切换成双侧 ECT。

第九节 生 理 监 测

一、心血管的监测

(一)ECG 和无创血压监测的临床使用

在 ECT 治疗中发病率和病死率最高的是心血管疾病,有心血管病史的患者在 ECT 治疗中属于高危人群。由于这是治疗中最大的危险因素,因此从使用麻醉剂之前到发作结束几分钟后再到恢复自主呼吸期间,都应该连续监测患者的生命体征(血压和脉搏)和心脏节律。要求使用色谱法或者多相图解法监测 ECG,因为发作之后的心律失常是常见的,需要采取措施来纠正。自动化的无损伤性的血压监测已经在 ECT 中常规使用。监测的 ECG 输出信号应该不容易被复制,为了将心血管的变化记录入档,需要使用方便、能为会诊提供信息、在以后的治疗中对处理并发症有所帮助。一些 ECT 设备提供的不易复制的 ECT 输出信号是非标准的图标速率。如果这种输出信号进入病人的临床记录,应该将标明图标速率或者标示提供的时间。由于在 ECT 过程中 ECG 变化的多样性,治疗小组应该正确估计哪些变化不需要处理(例如非病理性的心律失常、单叶的不完全性心室收缩等)、哪些变化需要处理(例如室性心动过速)。

(二)血氧饱和度测量仪

标准化操作要求使用麻醉剂之前,常规应用血氧饱和度测量仪来评估病人血氧系统是否携带足够的氧气。血氧饱和度测量仪尤其适用与有通气功能障碍、气道不通畅、有延长无呼吸状态危险或发作时间延长以及其他有组织缺氧的病人。

第十节 用电安全监测

正如在前面提及的安全原因,电极的监测装置连接有故障会给病人带来伤害,尤其是有地线故障时。此外,在 ECT 治疗过程中,功能正常的 EEG、ECG 和血氧测量仪等设备仍然有必要增大安全性。因此,在使用之前,生物医学工程师或其他具有认证的人员应该要确保仪器功能正常,并能安全使用生理监测设备。仪器的保养和校准也应该遵从制造商的建议和其他相关的医疗标准。对电路中地线的安全一定要确认核实。

第十一节 发作失败、中断和延长的处理

一、发作失败

一个失败的发作或者亚惊厥刺激通常是由于没有继发的运动神经活动(肌肉紧张或者痉挛)或者缺乏电刺激后的 EEG 发作活动。但是,可能还有部分肌肉群会对刺激有一个短暂而迅速地收缩反应。导致发作失败的原因包括皮肤——电极接触不良导致电阻过大、刺激提前结束、心脏肥大、组织缺氧、脱水、抗惊厥药物的使用(包括苯二氮䓬和巴比妥酸盐类麻醉剂)。在发作失败后,操作者应该检查是否电阻过大。如果是因为电阻过大,需要重

新准备电极的安放。电极安放的位置要准确,检查电极电路的完整性,并且采取正确的措施。如果电阻增大并不大,对患者要增加刺激量并重新刺激。

如果刺激失败,重新刺激至少要间隔 20s 以后,因为有些患者会在 20s 或者更长时间后发作,不过这种情况很少见,这段间隔可以让先前刺激带来的影响消失。操作人员一般使用超过初始刺激量 50%~100%的剂量重新刺激。

当诱导发作成功后,重新回顾并且总结发作失败的原因是非常重要的,尤其是重复操作对产生发作反应不利时。如果可能的话,任何有抗惊厥特性的药物都应该减少剂量或者不连续服用。有证据表明,大剂量使用巴比妥酸盐麻醉剂会增加发作的阈值或者缩短发作持续的时间。应该重新考虑麻醉剂的剂量,可能的话要减少剂量。如果病人使用大剂量的苯二氮䓬类,可以使用 Flumazenil(0.5~1.0mg,iv)诱导拮抗苯二氮䓬的药性。但是可能会诱发病人过度换气。对脱水的病人应该要检查电解质是否平衡,并采取正确的治疗措施。如果失败的原因一直不清楚,并且刺激强度增加后仍然不能诱导发作,医生可以将巴比妥酸盐麻醉剂换成依托醚酯(0.15~0.30mg/kg)或者丙泊酚(2~3mg/kg)。

在发作失败或终止后,一些临床医生用腺苷拮抗药——咖啡因安息香酸钠(500~2000mg),相当于 250~1000mg 纯咖啡因来引起或者延长发作。这需要在麻醉前几分钟内完成。还有一种不很常用的方法是在 ECT 过程中静脉使用茶碱或者ECT 前一晚口服缓慢释放的单一剂量的茶碱(200~400mg)。每一种方法都为延长发作时间提供了可靠的保证,它们可能是通过调节发作终止的时间来达到目的。然而,大量证据表明,使用咖啡因或者茶碱不会降低发作的阈值,它们是通过再现遗漏的发作,使病人进入发作状态。此外,茶碱尤其适合在 ECT 中处于明显癫痫状态的病人,甚至是在治疗肺部疾病时血浆水平在治疗范围内(10~20ng/ml)

的病人。还有病例报告指出,ECT 和咖啡因合用可能会引起神经病理的改变,而单纯做 ECT 时没有这些改变。这些关系和证据表明咖啡因和茶碱是 ECT 治疗的协同放大剂,当发作失败时,可以使用它们来重新诱导发作。

二、发作中断或短暂

有时发作会中途停止,就是发作持续的时间太短了(通常按照肌肉运动或脑电图标准少于 15s)。例如,采用的标准认为发作充分持续时间至少要在 15s 以上,那么一个时间为 12s 的发作就是不充分的。在这种情况下,采取的措施和前面发作失败的补救措施类似。导致发作失败的因素同样也会导致短暂发作。强度刺激不够或者显著超阈值时都有可能发生短暂发作。因此,当刺激电量太低或者太高时有可能产生短暂发作,这时医生需要评估刺激强度与发作时间相关的曲线图。短暂的发作后,医生还需要根据临床情况做出判断是否需要重新实施刺激。一方面,发作短暂是由于刺激量小,再实施刺激可能会有临床效果。另一方面,短暂发作是被实施了高强度刺激。尤其是对于虚弱的病人会有其他并发症,更需要医生在治疗中能通过一次刺激就诱导发作成功。

在一次短暂的发作后,发作阈值会有一个短暂而显著的升高。由于发作阈值的升高,在一次短暂发作后立即再一次刺激,通常会产生一次遗漏的发作或又一个短时间发作。一般来说,这个时间间隔至少在 45s 以上。此外一些医生认为发作失败后的重新刺激要增加刺激强度,并且比上次的刺激强度要大得多。在一次刺激前,患者应该被重新检查,观察他们是否需要给予麻醉剂和肌肉松弛剂。发作中断常见的一个原因是麻醉剂使用过量。

在探查病人是否接受充分的治疗时,一些研究者计算总的发作时间是从多相刺激开始的。在这个过程中没有任何经验化的公式可供使用。如果一个病人在一次治疗中有短暂 2 次的发作,每次都是 11s，并不能因为累加发作时间超过 15s 的标准就认为他们接受了足够的治疗。通常，还会给予病人第三次刺激。应该强调的是，一些病人即使刺激完全充分，连续显示的都是短暂发作(例如运动神经活动显示在 15s 内)。

这种情况尤其见于初始发作阈值本身就很高的老年病人，因为在渐进的治疗过程中，发作持续时间会减少并且发作的阈值会升高。目前并没有证据表明此类病人在这种治疗中没有疗效。相反，许多出现中止发作的疾病病人一般都可以有充分的发作，由于各种因素的影响，例如伴随药物治疗、通气不足、刺激强度不够、电极接触不良等，才会出现短暂的发作。

三、延迟发作

一些病人在 ECT 治疗后表现出延迟性发作或者在初始发作结束后又重现发作状态(发作迟缓)，通常比较少见。正如定义一样，通常在一个延迟性发作中，运动神经活动或脑电图显示超过 3min。一些研究使用的更严格的定义规定为 2min。每个治疗场所都应该有标准化流程。清楚写出处理延迟发作、迟缓发作、癫痫状态的步骤。

由于延迟或者迟缓发作活动中运动神经活动可能不会表现出来，可能进一步发展为无意识的癫痫状态，所以脑电图的监测在这种情况下是没有作用的。如果发作延迟或者组织缺氧明显，就需要给病人气管插管来维持足够的氧水平。通常在发作 3min后，使用抗惊厥特性的麻醉剂或者苯二氮䓬来终止发作。一般情况，结束发作也可以使用巴比妥酸盐类麻醉剂，剂量为 ECT 中作为麻醉用的一半或者相同剂量。单一剂量静脉使用也可以，如果有必要的话，可以再次给予苯二氮䓬类并加大剂量，例如，地西泮 5~10mg 或者咪达唑仑 2mg。

在这个阶段，尤其是病人有心血管情况不稳定或者呼吸抑制时应该被严密监测,直到意识恢复和生命体征稳定。在紧急情况缓解后,建议对病人再评估,并找出发作延迟的原因,这些措施可能会对防止发作再发生和预防后遗症有所帮助。操作者要非常熟悉这些导致发作延迟或者迟缓的情况。

第八章
电抽搐治疗仪的使用

一、思倍通 5000QMECT 治疗仪的操作使用程序

1. 检查病人口腔有无假牙、有无松动和破损的牙齿,打开电源。

2. 按压"SPECRUM"前面板左上角的"POWER ON/OFF"(电源开关)键。仪器将进行内部自检,持续大约 35s,在检测期间,可听到连续嘀嘀声,当检测完成时,屏幕上出现"CLEAR"键。

3. 按压出现在显示屏上的"LIGHT"或者"DARK"键,调整"LCD/触屏"协议,使内部自检顺序表看起来最清晰。

4. 当自检程序完成时,按压"CLEAR",向系统提交"TREAT-MENT READY"显示。

5. 如果输入患者数据,按压"MENU"键,出现"MAIN MENU"显示,然后按压"PATIENT DATA"出现患者数据显示,按压需要使用的键,输入患者数据。

6. 将监测 ECT 电极和患者同侧额叶—乳突相连, 并安置多功能监护仪(检测心电、血氧饱和度、脉搏、血压)。

7. 设定四个"STIMULUS PARAMETER"旋钮,MECT 操作医师调节所需的治疗电量,通常第一次治疗电量以年龄计算,电量=年龄×5mC(毫库)。常用模式是固定 CURRENT(电流)800mA,PULSEWIDTH(脉冲宽度)1.0ms,然后调节 FREGUENCY(频率30~70Hz),DURIATION(持续时间 3~6s)。

8. 麻醉患者。护士给患者建立静脉穿刺通道,麻醉医师预充氧后开始麻醉患者,按顺序推注下列药物:

(1)硫酸阿托品 0.5~1.0mg。

(2)麻醉诱导:丙泊酚(1.5~2.5mg/kg)或者依托咪酯 0.15~0.3mg/kg 做麻醉诱导,缓慢静脉推注,至眼球固定,睫毛反射消失,对呼唤无反应即可。

(3)生理盐水冲管,防止麻醉药和后推入的琥珀胆碱发生化学反应。

(4)琥珀胆碱 0.5~1.0mg/kg 快速推入,观察患者嘴角面部肌纤维颤动,接着可见患者肌张力下降,肌腱反射消失,呼吸抑制,此时全身肌肉松弛,是通电的最好时机。

9. 通电治疗。在给予麻醉药的同时要注意开始给氧,维持氧饱和度在较高水平,当肌肉松弛后,插入口腔保护器。连接刺激电极,电极放置在双颞部,检查静息电阻抗(100~5000Ω)。另一医师连续按压"STMULUS CONTROL"(刺激控制)按钮,输出刺激,发出三声短的警告声,提示刺激将开始,然后在刺激期间发出连续提示音。一旦连续音停止,松开"STIMULUS CONTROL"按钮。电刺激后,当观察到患者面肌、眼肌、口轮匝肌出现痉挛,两下肢脚趾呈伸张状态等现象时,为有效发作。去除口腔保护器,持续给氧至自主呼吸恢复。

10. 如果有必要,重复步骤 7 和 9,再刺激。

11. 当治疗完成时,按压显示屏上的"DONE"键,启动系统内部自检,打印最后刺激治疗效果。

12. 气道管理。当整个治疗过程中,麻醉师要负责病人的气道管理,对于每个病人都应该在使用肌肉松弛剂前确保为他们提供有效的气道管理。

13. 给氧。从麻醉作用起效到病人恢复自主呼吸的整个过程中都要为患者提供氧气(100%,正压面罩通气,呼吸节律:20~30

次/min)。除了使用电刺激的时候,麻醉前给氧对心肌萎缩、身体虚弱、小发作的病人很有好处,麻醉见效后供氧对有快速血氧下降的病人是非常必要的。

14. 脑电图监测。5000Q 型思倍通治疗仪提供了脑电图纸上记录、分析和打印各项指标等功能。显示器上和记录纸上的脑电图显示 3 个时期的 EEG 发作表现:低电压高频的 β 波(第一期)到多棘、尖波(第二期),以及频率逐渐降低直到出现多数棘慢波、尖慢综合征(第三期),最后综合波逐渐减慢,直至出现"平台"EEG。这些记录分别和病人的癫痫发作相一致。

15. 治疗后的监护。发作后持续气道通畅很重要,要仔细观察是否存在气道阻塞或者呼吸困难;患者意识恢复过程 (一般 15~30min)中容易跌倒摔伤,部分病人可能出现谵妄、兴奋或者无力以及继发性呼吸抑制等,应提高警惕,重视治疗后监护。患者苏醒后生命体征无异常方可送回病房。

二、醒脉通 ECT 治疗仪的使用程序

1. 检查病人口腔有无假牙、有无松动和破损的牙齿。打开 ECT 电源开关,将 ECT 刺激电线接头插入"ECT"治疗前主板的插孔,将五针的 EEG/ECG 电线插头插入主板上"EEG/ECG"五孔插座。

2. 松散的在一侧手臂绑好血压带以准备监控运动性抽搐的时间。使用肌松剂前袖带充气,使肌松剂不能到达阻断肌肉。

3. 按要求粘贴好 EEG、ECG、EMG 电极,并与相应的监控分析仪连接。

4. 建立静脉通道。

5. 安装醒脉通电极。

6. 测试静态电阻。打开电源,按下黄色"IMPEDANCE TEST"开关,观察电阻的显示,电阻应在 100~3000Ω,小于 100Ω 提示短

路,大于 3000Ω 可能线路接触不良。

7. 注射阿托品 0.5~1mg。

8. 静推丙泊酚 2.5mg/kg 诱导,病人睫毛反射消失,呼之不应。

9. 面罩加压给氧。

10. 注射肌松剂。琥珀胆碱 1mg/kg,快速静注,注射后 50s 可见脸面、口角到四肢的肌束抽动,然后全身肌肉松弛,腱反射消失,自主呼吸停止。

11. 放入口腔保护器。

12. 选择治疗电量。设定适合年龄的数值,按下 "START/STOP" 键,并打印结果。

13. ECT 治疗后观察 2h。

三、上海 DX-Ⅱ型治疗仪

1. 上海医疗器械厂生产。

2. 输出波形:脉冲半正弦波,50Hz,波宽 10ms,实空比 1:1。

3. 输出强度为 40~140mA。增加了过流保护装置,输出电流超过 150mA 时,可自动切断电流,还增加了定时装置。

四、YA-11 型 ECT 治疗仪

1. 西安市东方医院生产。

2. 输出波形:短暂脉冲矩形波,波宽 0.5ms,实空比 1:15。

3. 操作简单:按下 "定量" 键,脉冲矩形波输入假负载上,调节输出电位器,监视电表至所需电量,并选择好通电定时,按下输出键。

4. 选择刺激电量个体化:最大输出电量为 10V,刺激电量从 3.5~10V 连续可调,不仅根据年龄,还考虑到性别、电极形式、患者水、电解质状态、治疗次数、治疗前用药等因素。

5. 经济实惠:交直流两用。

6. 引发痉挛发作的电量为 4~8V,通电时间为 2~3s。

第九章
传统的电抽搐治疗流程

传统的电抽搐治疗不使用静脉麻醉剂和肌肉松弛剂,其治疗过程:

1. 让患者仰卧在治疗床上,在第 5~8 胸椎处垫一沙垫。

2. 用 75%酒精擦拭需要安置电极的部分皮肤,起脱脂作用。

3. 用包裹纱布的橡皮牙垫置于患者的上下牙中, 并让患者咬住。

4. 人员和保护:护理头部者,用包裹纱布的橡皮牙垫置于患者的上下牙齿间,并让患者咬紧固定,一只手的拇指和食指固定牙垫,其余的手指和手掌托患者的下颌以防牙齿的损害、唇舌的咬伤及下颌脱位;另一手托住患者枕部,并将头部固定,使其不至于过于后仰及摆动。两个助手分别站在患者的两侧,保护患者的肩膀、肘部、髋部、膝部等关节,防止抽搐过程中出现关节脱位和肌肉拉伤。

5. 施行电抽搐治疗者将电极板紧紧固定在头部电极放置位置。

6. 直流电治疗机电流量为 80~110mA,通电时间为 1~3s。原则上采用引起抽搐发作的最低电量, 首次治疗应从低量开始,以后根据上次的治疗情况进行调整。

7. 给予通电治疗。通电后,即出现类似癫痫强直—阵发性痉挛发作的现象(强直期、阵发性痉挛期、意识蒙眬期及意识恢复期)。强直期一般持续 10s 左右,患者意识完全丧失,呼吸停止,全身肌肉处于持续收缩状态。由于咽喉部肌肉收缩,可发出尖叫,由于颌部面部肌肉收缩,会出现先张口后突然闭嘴,如保护不当会导致患者的口唇舌咬伤。阵痉期一般持续 30~50s,出现全身肌肉的大幅度震颤和抽搐,此时应注意保护患者的各个主要的关节,防止强烈的肌肉收缩导致的关节脱位。蒙眬期一般持续 10~15min,个别患者持续时间更长。抽搐完全停止,表现眼结膜充血、水平眼震和垂直眼震,有的患者可出现兴奋躁动。此时要防止患者跌伤和其他伤害。患者的自主呼吸一般在 1~2min 内恢复。为促进患者的自主呼吸恢复可对患者进行人工呼吸,并用吸痰器吸净患者口鼻处的分泌物。传统的电抽搐治疗中如电量掌握不当,患者的意识丧失不全,可能使患者产生极度的不适或者恐惧感。目前传统的电抽搐治疗已经被改良的电抽搐治疗逐渐取代。

第十章
电抽搐治疗后的监护

当抽搐终止时,治疗阶段也就结束了。发作后主要任务是维持呼吸道通畅直到呼吸的恢复,到最后的意识完全清晰。麻醉师持续正压给氧直到患者自主呼吸恢复,在这个时候,才将患者转移到醒复区,并由受过训练的护理人员观察并护理到意识清晰状态。

一、治疗区的管理

生理监测应该持续到患者自主呼吸恢复、有足够的潮气量并恢复咽反射后,并且没有需要紧急评估的或干预的不良反应,患者才可以离开治疗区转移到观察区,生命体征稳定后可以降低患者的观察级别。

二、观察区的管理

观察区患者的管理应当在麻醉医生的监护下进行,在病人出现紧急情况时要随叫随到。观察区护士要继续观察病人并给病人提供关怀和护理,使病人逐渐再适应。当患者到达观察区以后至少每隔15min测量一次生命体征,及时处理各种异常情况。患者清醒并且生命体征稳定后才能离开观察区返回病房。对于门诊病人,由陪同患者的人员照顾,可以离开观察区。在病人离开观察区之前,护士还应该询问患者是否有恶心、头痛以及其他的副作用。当出现特殊情况或者需要另外一些监测时,要及时通知病房的工作人员或者其他一些重要人员。如果没有治疗不当,病人在离开观察室区后就可以进食。

三、发作后的谵妄

经过一次或者多次治疗后,少数病人会出现发作后的谵妄或者兴奋,可以分为焦虑、定向障碍、反应迟缓等。需要 5~45min 才能恢复,通常伴有健忘症。处于发作后谵妄状态时,如果患者攻击坚硬的东西,容易造成身体上的伤害,此外,病人还可能会拔掉静脉管道,难以管理。如果病人出现严重的谵妄,可能需要支持治疗或者药物治疗。

避免患者身体受到伤害和拔掉静脉管道,应该让病人安心并稍微限制病人的行为,以便更好保护他们。时间过长的限制会加重病人的病情。尽量减少外界的干扰,恢复区应该有一个安静的环境。一般通过静脉通道用药处理这类患者,常用苯二氮䓬类镇静剂(地西泮或者咪达唑仑)。在病人恢复自主呼吸以后,此类药物要妥善管理,如果可能的话,在病人离开治疗区的时候要管理好。建议初始剂量:地西泮 2~2.5mg,咪达唑仑 0.5~1mg,劳拉西泮 0.5~2mg,应该根据具体情况而定。如果静脉管道被拔除,也可以肌肉注射劳拉西泮(0.5~2mg)。如果苯二氮䓬类治疗无效,可以静脉使用氟哌啶醇(2~10mg)或者氟哌利多(1.25~10mg)。

发作后谵妄在整个治疗中可能只发作一次,不会再发生,也可能在每次治疗中都会发生。当发作后谵妄已经在连续两次或者以上的治疗中发生过,有可能再次复发时,一定要做好预防工作,包括在出现紧急情况时预防性给予麻醉剂或者苯二氮䓬类,但是一定要在其恢复自主呼吸以后给药。为了防止出现紧急的发作后躁狂,建议先预防性使用麻醉剂或者肌肉松弛剂。

四、恢复后的护理

病人离开观察区后一段时间内(通常 2 个小时以上),必须接受一定程度的恢复后护理,并且尽量满足病人的需要。这种护理的范围根据病人的情况而定,总的来说包括生命体征、再定位练习、治疗身体任何部位的副反应、进食,条件容许时卧床休息。恢复后的护理可以在任何场所完成,包括观察区内或者紧邻观察区、住院部病房、诊疗室等。不管哪种场所,都必须有条件能完成恢复后的监测。对于门诊病人,恢复后的护理也可以在上面提到的场所进行,并且进行当天的治疗评估。但是最好是将评估和恢复后的护理分开,以便最大限度让病人满意。

建议为了方便门诊病人,ECT 治疗的场所应该靠近观察区或者治疗区,这样门诊病人及其家属可以在此等待。全体护士和病人治疗时的私人陪护都可以在等候区对病人进行观察。允许门诊病人离开时要参考相关标准,查看其是否满足要求,门诊病人通常可回家休息,但必须有独立活动的能力。建议病人离开时由护理人员陪同,操作人员应该要考虑病人的精神运动或者认知状态。标准应该是病人不需要帮助就可以安全独立回家。还需继续 ECT 进行治疗的患者不能驾车或者操作仪器。

第十一章
电抽搐治疗的效果评价

一、治疗效果

急性或者初次电抽搐治疗疗程之前,都要对每一名患者确切标准恢复期的治疗计划进行记录。突出症状的类型和程度都应当进行描述。如果治疗目标能考虑到症状学方面的改善,将会非常有益。例如,一些精神分裂症的患者,都有相对慢性的有突出感情症状的思维疾病(如妄想症)。对于这样的患者,电抽搐治疗可以改善症状,而不会影响其慢性思维疾病。由于持续的思维疾患而延长电抽搐治疗疗程,会导致不必要的治疗。相比而言,有情绪疾病的一些患者在抑郁症明确发作之前就表现出慢性精神抑郁症的症状。一些医生可能也不清楚抑郁症明确的好转是和慢性精神抑郁症的复发有关, 或者电抽搐治疗是否对精神抑郁症有效。有证据表明,双相抑郁症患者和没有精神病性症状的抑郁症患者在经过电抽搐治疗后,其剩余症状并没有不同之处。因此,对于双相抑郁症患者, 如果只解决主要抑郁症发作问题就结束治疗,可能导致治疗不完善,很可能加大复发的风险。

电抽搐治疗开始后的每一次或者两次治疗之后,应当由治疗医师或指定人员进行临床评估,并进行记录。为清楚急性认知方面的副作用,建议一次治疗后至少24h内进行评估。对于门诊患者,应当在下次治疗之前进行评估。还要对电抽搐治疗的疾病变化进行评估并进行记录,包括初始症状和体征的改善,以及新症状的出现。在电抽搐治疗疗程中,抑郁症可能转为躁狂症的情况尽管很少出现,而在这种情况之下,区分躁狂或者由于情绪高亢导致的谵妄非常重要。对认知功能评价将有助于鉴别诊断。

对紧张症患者进行治疗时,电抽搐治疗前出现缄默或者抗拒,将很难区别于其他症状。紧张症状经电抽搐治疗改善后,其他精神病理学方面将得到证明,应当进行评估和记录。一些患者在电抽搐治疗前或者电抽搐治疗疗程中,可能有妄想症或者幻觉,但是这些症状由于患者的保护或者其他因素很难证实。随着临床效果的提高,其他症状将会明显,影响以后的治疗。

一些医生发现当评估症状变化时,使用一个标准的等级方法非常有用。在确定是增加了治疗效果、降低了治疗效果还是达到稳定水平以及记录电抽搐治疗完成时剩余症状的程度时,全程变化的等级评分将非常有用。对于主要是抑郁症的患者,使用汉密尔顿抑郁评定量表是经常应用的方法。汉密尔顿抑郁评定量表的24项条款包含的内容将评估绝望、无助、无用的症状和接受电抽搐治疗的患者通常的特征。另一方法为蒙哥马利抑郁等级评定。对于精神疾病患者,症状的临床评估可以应用简明精神病等级评判。青年躁狂评估可以应用急性躁狂的患者。汉密尔顿抑郁量表之类的方法通常指导检查人员评估病人整个上一周的症状。由于电抽搐治疗的症状变化通常很快,需要经常进行评估,因此,将检查的间隔日期减少几天将非常有益。

电抽搐治疗之前,临床医生的评估和抑郁症患者对抑郁程度的自我评估报告只能表现一般的互相关联。评估的结果是一部分临床医生评估为中等或者严重抑郁症的患者,自我报告症状评估的级别则很低。这种评估是有一定的差异,而这些患者则大部分表现为精神抑郁症。电抽搐治疗结束后,自我评估和临床医生的评估的符合程度将大大提高。

一些临床医生发现一个正式的自我评估方法。在记录电抽搐治疗症状方面非常有用。另一种自我评估方法为抑郁症症状学目录。它对临床医生评估将很有帮助。对于老年抑郁症患者,可以应用老年抑郁症评估。但是,应当指出,抑郁症程度的自我评估只是参考,并不能代表临床医生的评估。

在电抽搐治疗进行连续治疗之前,应当确定急性治疗期后的剩余症状的类型和程度。在急性期治疗中,电抽搐治疗师应当在每次连续治疗之前面见患者,以确定其症状和认知的变化。如出现提示潜在复发的症状,应当考虑治疗频率或者技术的改变。

二、不良反应

(一)认知变化

电抽搐治疗对认知的影响,尤其是定位和记忆,应当在电抽搐治疗过程中或者电抽搐治疗疗程结束后,根据客观发现和患者自述进行评估。确定认知功能的一个基线水平应当在电抽搐治疗之前进行。整个电抽搐治疗疗程中,至少每周要进行一次评估。正如治疗变化评估一样,为避免急性反应的影响,建议电抽搐治疗结束后至少 24h 之内进行评估。

认知功能评估包括床前评估和正规神经心理学检测。任何一种形式,认知功能评估都应当至少包括定位功能评估、前瞻性记忆缺失和回顾性记忆缺失的评估。对于床前和正规评估,都应当确定三个领域(人、空间、时间)的定位。非正规的前瞻性和回顾性记忆缺失评估可以通过和患者讨论最近和久远过去的事件进行(例如,有关面谈日期的事件,最近的旅行或者特殊事件,个人细节的记忆如住址或者电话号码)

如果在电抽搐治疗疗程中定位或者记忆功能明显减退,出院时仍然没有解决,应当为以后认知状况制定计划,并确定评估间隔期。一般来说,认知功能将在电抽搐治疗疗程结束时明显恢复,应当向患者保证很可能出现这种情况。

尽管有些患者相对电抽搐治疗之前评分提高,他们可能也不会完全达到发作之前的认知功能水平。该差异可成为长期存在认知缺陷的基础。此外,样本建议的程序只能限制一些认知功能,例如深思熟虑的学习和信息的记忆。患者还有可能有临时性学习的缺陷。而且,建议的程序关注文字记忆,尽管右侧和双单侧电抽搐治疗都可能产生非文字内容的记忆缺陷。

(二)其他不良反应

在电抽搐治疗疗程中,任何新的风险因素的出现或者在电抽搐治疗前这些因素显著恶化,都应当在下一次治疗之前进行评估。当这些情况改变了电抽搐治疗的风险时,应当签署特殊知情同意书,并记录讨论的结果。患者对电抽搐治疗的抱怨应当充分重视。参加治疗的医师和电抽搐治疗小组的每个成员都应当讨论患者的抱怨,尽力找出原因,以确定是否要进行改进。

第十二章
电抽搐治疗的频率和次数

一、电抽搐治疗的频率

在美国,电抽搐治疗的频率是恒定不变的,每周3次。而在英国，每周2次。对两种治疗频率优劣的比较中,Mcallister等(1997)研究发现,每周2次(平均6.5次)和每周3次(平均8.9次)的治疗,均采用单侧式电抽搐治疗时,抗抑郁的效果是一致的。6.5次电抽搐这一数据是在英国80%的医疗部门进行每周2次治疗计划的调查时计算出的中位数。英国和美国的这种差异反映了在精神科治疗领域的一些特点,实践似乎比理论上的差异重要得多,美国更重视结果,而英国则喜欢有比较多的治疗闲暇时间。在英国,要使治疗得到充分的效果,就必须要花费较多的时间,患者的经费负担可能加重。但是,由于电抽搐治疗疗程中的间隔较长,累计性记忆损害的可能性就较小,这点有利于患者,至少在英国施行双侧式电抽搐治疗的结果是这样。在美国,由于相关诊断组的出现,所以要使美国接受较为节制的治疗频率是相当不容易的,因为对电抽搐治疗理想频率还是应当去客观评价,不应该受其他因素影响。Mcallister(1987)研究发现,单侧式电抽搐治疗如果将每周3次改为每周2次的话,频率正好合适,不良反应最小,这会减少出现的视觉性记忆功能障碍。

单右侧或者双前额式电抽搐治疗的频率和次数可以更快和

更多些。因为这两种治疗方式本身就是可以减少对记忆和认知功能的影响。如果进行单右侧式电抽搐治疗的话,一个疗程可以治疗 20 次,除星期日以外每天可以治疗,不会导致明显的记忆障碍。Abrams 和 Tayor(1973)报道了采用双前额式电抽搐治疗时,一个疗程治疗 8 次,每天都治疗,结果相仿。但是,单侧式电抽搐治疗每天治疗方案一直未被广泛采纳。

对于一般精神科医生而言,在一个较短的时间内,比如说在一天当中实施 2 次的治疗还是比较少见的,这种情况对患者可能会增加一些不良影响,但对于谵妄性躁狂、强烈自杀症状群的抑郁症、紧张状态的患者可以考虑。也可以在一单独的时间里连续进行 2 次双侧式电抽搐治疗,如对上述几种难治性症候,可以在间隔 1~2min 后再诱发一次抽搐发作,目的在于加快疗效的产生。曾经有研究人员对单侧式电抽搐治疗的次数和频率做过调查,发现可以连续实施 22 次之多。

二、电抽搐治疗时所需要的次数

一个疗程的电抽搐治疗总数应该是多少,受诸多因素的影响。如诊断是否正确、对起效时间的快慢要求、以往对电抽搐治疗的反应程度、目前疾病的严重程度、已经接受的治疗反应效果如何等。在实践中,临床医生能够权衡这些变化因素,随着治疗过程患者病情的改善情况,而相应的处理这些问题。对一名不能表现出预期治疗反应的患者,需要专门去确定最多治疗次数是非常困难的。对一名重症抑郁症的患者来说,在已经接受了 12 次电抽搐治疗后,如果其所有的临床症状在总体上都获得了良好反应,再增加治疗次数而未使剩余的一个和两个症状有所改善的话,就应该停止治疗了。只有极罕见的抑郁症(大约占1/20)在接受一个疗程的治疗后需要得到临床上的进一步改善,次数可能会超过12 次。在已经进行了 12 次电抽搐治疗之后,如果效果不明显的话,要慎重考虑,并停止治疗,观察几天,附加其他治疗方法是比较明智的。

躁狂症可能要求治疗次数多于抑郁症。对于大多数躁狂症患者而言,要获得满意的疗效需要进行 8~12 次的电抽搐治疗,只有罕见的病例需要进行 16 次以上的治疗。

紧张症往往在接受头几次治疗之后,就可获得改善,假如在这时停止了治疗,极有可能复发。因此,对于紧张症的患者而言,应继续治疗 6~8 次,但是这种紧张症往往多属于抑郁性木僵。

在获得最好效果之后再巩固进行 2 次电抽搐治疗并未被证明是可取的方案。研究人员发现,在治疗后已经获得完全康复的患者和康复后再附加 2 次电抽搐治疗的患者间,2 周、6 周以及 12 周时均无差异。

第十三章
电抽搐的维持性治疗

　　不是所有的疾病都靠简单的药物治疗就可以获得永久性的缓解。而且大多数的药物治疗还包括几个治疗阶段，比如分急性阶段的治疗和维持阶段的治疗，有的疾病还有康复阶段的治疗。例如使用三环类抗抑郁剂治疗抑郁症时，没有一例仅药物治疗在获得临床症状改善和康复后（一般来说，这一治疗阶段约需要6个月）就可考虑立即停止药物治疗。如果停药较早，在6个月内的复发率相当高，为30%~60%。如果在接受了一个有理想效果的电抽搐治疗之后，维持使用碳酸锂或三环类抗抑郁剂的话，这种复发率至少可下降2/3。对于单相和双相情感障碍的患者来说，在电抽搐治疗后4~6个月中，可使用阿米替林进行有效的维持治疗，阿米替林用量为150~200mg/d，或者使用碳酸锂，将其血药浓度水平维持在大约1.0mg/L，也要持续4~6个月（如果以往该患者用碳酸锂盐预防过抑郁性疾病的复发，则此时所需要的时间还要长些）。当然，这些方法中任意一种都存在失败的可能性，病情还是有可能复发。

　　接受了一个常规电抽搐治疗疗程，并且已经获得明显疗效的患者，以及以往有过接受药物治疗失败经历或者无法耐受药物副反应的患者，可以考虑采用电抽搐治疗进行门诊维持治疗的方案。门诊维持性电抽搐治疗初步治疗的目的是既要维持患者疾病的缓解状态,又要掌握治疗频度,不至于出现累积性记忆缺失,因此理想的操作方式是应选择单右侧式电抽搐治疗,在维持阶段中应予以初始试探性电刺激电量的治疗,而不要考虑用早先诱导抽搐发作的较大刺激电量。单右侧式电抽搐治疗的优点,即不会产生有临床意义的记忆障碍。

　　由于在精神科临床上广泛使用了碳酸锂,并由此产生的预防复发作用,使得双相性和单相性情感障碍的复发率明显降低,因此采用电抽搐治疗进行维持治疗的作用,价值有所降低,有关采用电抽搐作为维持治疗的研究断断续续已有 30 余年的时间。最近,又有一系列的无对照组设计的研究报告,证实了维持性电抽搐治疗,对那些接受电抽搐治疗后 6 个月期间,尽管给予了充分的药物维持治疗而病情复发的情感障碍患者有效,这类患者占10%~15%。所有的这些病例报道以及回顾性研究,包括一些文献资料都显示运用维持性电抽搐治疗效果较好,都认为需要进一步进行前瞻性研究,同时还应将药物治疗的效果和电抽搐治疗的效果进行比较研究。

　　也有一些令人难以置信的情况。曾有一位医生为一位患者实行了累积大约 2400 次的维持性电抽搐治疗的情况。据说还可以继续进行治疗,而不会有任何的问题。不过,应当注意不能将维持性电抽搐治疗在临床上滥用。维持性电抽搐治疗,正如精神分析一样,不应当成为永无止境的、没完没了的一种治疗方法,这样做只会给患者带来治疗本身的副反应超过了治疗效益的结果。如果治疗方法还是采用了双侧式电抽搐治疗,就可能出现严重的、持续性的认知功能障碍。目前大多数的临床医生的看法是:在欲运用维持性电抽搐治疗超过 1 年以上或对患者进行电抽搐治疗12 次以上的方案时,在应用之前,都应当先寻找一下是否存在其他可行性治疗方案。

　　一种临床上比较常用的维持性抽搐治疗方案是在首轮成功

的治疗疗程结束之后,将治疗的频率转化为每周 1 次,连续 3 周,然后每间隔 1 个月治疗 1 次,直到 6 个月。有的患者间隔一个月治疗 1 次效果维持并不理想,此时就应更换成每间隔 3 周治疗 1 次。很少进行每间隔 2 周治疗 1 次的。因为后者的治疗方案只针对采用单侧式电抽搐治疗的患者,可以连续治疗 2~3 次之后再降低抽搐频率。

在接受维持性电抽搐治疗的患者,治疗上的安排和住院患者一样,要注意提醒患者在治疗的当天不进食早餐。虽然他们有可能来医院的时候是单独来的,但是离院时必须有人陪同。有许多患者在接受维持性电抽搐治疗时,在治疗完毕后当天还要回去上班,尤其是接受单右侧式电抽搐治疗的患者和间隔一个月治疗一次的患者。如果离开医院没有陪护的话,无法确保在路上的安全性。一定要做好维持性电抽搐治疗时的记录工作,可以记录到患者的门诊病历上。那些已经为首轮治疗进行了实验室检查的患者,在维持性电抽搐治疗期间仍然需要进行必要的实验室检查。

第十四章
电抽搐治疗的不良反应和处理

　　电抽搐治疗的不良反应是可以预先判断和预防的，如患者有心脏病史、肺部疾患、脑损伤病史或者其他一些医学疾病，进行麻醉和 ECT 治疗的危险性就可能会增加很多。因此，在 ECT 治疗之前，首先要控制患者基础疾病的病情，使之达到一个理想的治疗状态，或者对 ECT 治疗的程序进行修正，从而减少治疗时不良反应的发生或减轻其严重程度。在 ECT 治疗前，主管的精神科医生需要对患者的既往病史有全面了解，再通过专家会诊及一些必要的实验室检查，或者对患者服用的药物进行调整来减少治疗过程中不良反应的发生。尽管已经做了详细的治疗前评估，还会有不良反应发生。因此，掌握 ECT 的常见的不良反应及处理原则对开展 ECT 的治疗非常重要，以下从常见不良反应和并发症两个层面进行论述。

第一节　一般不良反应和处理原则

　　应用 ECT 治疗过程中可能出现的不良反应有意识障碍、头痛、肌肉疼痛、恶心、骨折、牙齿松动、脱落、牙龈出血、唇舌咬伤，还有主观性认知不良反应等。

一、意识障碍

一般情况下从发作开始到意识恢复需要 5~15min 不等,抽搐发作后昏迷状态大约持续几秒到几分钟,假如抽搐发作结束后仍然有意识障碍,既可视为 ECT 所致的意识障碍。目前通常把 ECT 后出现的意识障碍纳入定向障碍的范畴,表现类型有精神错乱状态和意识模糊状态,通常持续时间为几分钟到 30min 不等。这种状态包括了思维、感觉、行为障碍,也包括了记忆障碍、理解障碍、时间、地点、人物的定向障碍。

二、头痛

头痛是 ECT 治疗最常见的不良反应之一,在 ECT 治疗后的最初几小时内是很普遍的,大约 45% 的患者都会在治疗中和治疗后恢复期出现该症状。大多数患者的头痛症状都是很轻微的,少数严重的头痛有可能伴有恶心、呕吐等症状。

常见的原因有:抑郁患者本身容易产生头痛,同时受服用药物的影响或者停药反应造成的头痛,以及对头痛评判的标准不同等。ECT 治疗后头痛在年轻患者中表现得尤为严重,特别是在儿童和青少年。现在还不明确患者以前有头痛史是否会增加 ECT 后头痛发作的风险,但可以明确的是 ECT 会加重患者以前的头痛症状。ECT 后头痛和刺激电机的放置位置(双前太阳穴位置)、刺激的电量,以及对 ECT 治疗反应都有一定的关系。ECT 后波动性头痛的特征表明这可能是一种血管性的头痛,ECT 可能临时改变了患者头痛的性质,由肌肉收缩性头痛变为血管性头痛,另外,ECT 可能改变了 $5-HT_2$ 受体的敏感性,该受体敏感性被认为和血管性头痛有关。其他有可能的机制还包括,电刺激诱导了临时性的肌肉痉挛(治疗时颞肌痉挛),或者电刺激增加了大脑的血压和血流量,也有可能是在 ECT 的治疗中控制血压的硝酸盐导致了 ECT 后头痛。

ECT 后头痛的处理原则是对症治疗。采用热疗和按摩可有效缓解头痛。也有人认为在头痛刚开始时及时给予阿司匹林等非甾体类解热镇痛药物可收到很好的疗效，或者皮下给予 6mg 舒马普坦，有些患者可给予强力的镇痛剂(可待因等)，尽管这有导致恶心、降低患者呼吸功能、延缓患者的恢复等不良反应。绝大多数患者在安静和黑暗的环境中休息，也会有助于头痛的恢复。

三、肌肉疼痛

一些患者在 ECT 治疗后还会出现肌肉疼痛，尤其是在首次治疗后最常出现，以后的治疗中出现的频率并不高。肌肉疼痛主要是由于使用了去极化肌松剂后强烈的肌肉自发性收缩造成，可以用非去极化肌松剂来缓解患者的这一症状。此外，如果肌肉疼痛是由于肌肉过度痉挛所造成的，可以通过增加肌松剂的剂量来缓解疼痛。还可以采用对症治疗，常用的镇痛药有阿司匹林等。

ECT 治疗时直接刺激翼状肌、咀嚼肌和颞肌，导致这些肌肉中的神经去极化，这种去极化所产生的电位并不能被肌松剂所减弱。在稳定的压力作用下，确保牙齿围绕防咬装置紧紧合拢，可以最大限度地减少疼痛。也可以通过服用阿司匹林等缓解疼痛。

四、恶心

ECT 后发生恶心的概率从 1%~23%不等，但由于经常伴随头痛发生，因此很难准确说明恶心发生的概率。恶心经常继发于头痛，这样的患者可以通过镇静剂来缓解，尤其对血管性头痛疗效较好。恶心也可能是由于麻醉剂的不良反应而单独出现，这是由于该类药物的突然停药而造成的，也可能还有一些其他的机制导致恶心。当恶心伴随头痛出现时，首先需缓解头痛症状，方法如上所述。ECT 后出现的其他恶心症状，如果服用多巴胺阻滞剂可获得较好的控制,该类药物有吩噻嗪类衍生物(氯丙嗪等)、丁酰苯类(氟哌啶醇等)、苯丙酸、胃复安等,如果恶心很严重并伴有呕吐,最好使用非胃肠给药或者使用栓剂。当然,以上药物可能会伴随一些不良反应,如低血压、肌肉运动方面的不良反应和降低癫痫发作阈值等。如果上述药物对患者不起作用,或者不良反应太大而不能使用,也可以用5-HT$_3$受体拮抗剂来治疗。这些药物应该在ECT治疗前几分钟静脉内给药,如果恶心是由于某种特定的麻醉剂造成的,可考虑更换麻醉剂来缓解恶心症状。

五、骨折

骨折是由于抽搐发作时突然剧烈的肌肉收缩引起,一般常见的好发部位为脊椎,胸椎4~8节最常见,其次是腰椎和颈椎,长骨以下肢的股骨和上肢的肱骨多见。主要影响因素为:①电量过大造成抽搐强烈,尤其是全身肌肉收缩猛烈;②年轻人肌肉结实,抽搐时会产生强烈的牵拉;③老年人骨质疏松;④基本保护措施不妥。

预防措施:保护人员由左右两人分别操作,重点保护肩、肘、髋、膝关节膝关节以及四肢长骨,力度适当,仅仅对肢体的抽动给予缓冲,不能过度限制患者的抽动,对老年人一般采用无抽搐ECT。

六、牙齿松动、脱落、牙龈出血、唇舌咬伤

牙齿松动、脱落、牙龈出血、唇舌咬伤多为抽搐剧烈而保护措施不当所致,要求保护者熟悉保护的基本要领。

七、主观性认知不良反应

ECT可导致广泛的认知不良反应,但不一定出现,可能引起的原因有:①电流对颞叶的直接损害;②抽搐本身引起的脑组织

缺氧和中枢神经介质的损害;③治疗过程中,使用了阿托品、硫喷妥钠。认知不良反应有以下四个主要特征:

1. 每次治疗后会有一个短暂的方向缺失期,并伴有注意力、实践能力、记忆的损害。

2. 优化 ECT 治疗参数,可以减少患者短期认知不良反应的发生,并能够减轻长期认知不良反应的严重程度。

3. ECT 治疗后发生认知不良反应的范围和严重程度个体差异很大。

4. ECT 会使患者认知特性发生重大改变。在 ECT 治疗过程中,注意力方面缺陷可能会加重,这些认知损害也可能随着患者症状的改善逐步消失。患者在瞬间记忆方面的缺陷,可能没什么改变,或者会在治疗停止后几天内得到改善。

第二节　电抽搐治疗的并发症及处理

ECT 治疗过程中的临床并发症主要发生在心血管系统、中枢神经系统、呼吸系统。一般的来说主要的临床并发症和死亡率与心脏功能有关。患者的心脏疾病、呼吸系统疾病类型和严重程度直接影响并发症的出现。

一、血管并发症

目前 ECT 治疗合理的死亡率为每 1 万个患者中死亡 1 个或者每 8 万次治疗中死亡 1 个,主要出现在癫痫发作后和治疗恢复期这两个阶段。死因中以心血管并发症占首位,包括心肌梗死和循环衰竭。尽管治疗在短时间内会增加大脑的血流量,使颅内压增加,但是很少有脑血管并发症发生。由于在治疗后恢复期心律失常发生的概率很高,因此,在治疗中和治疗后,要通过心电图仪全程监护,直到患者的生命体征(脉搏、收缩和舒张压)完全稳定后,才可以让患者离开恢复区。

有心脏病史的患者治疗后发生心血管并发症的危险性会更大。实际上,有心脏病史的患者在治疗时基本上都会有不同程度的心血管并发症发生。

如果在治疗中患者突然出现皮肤苍白、血压下降、脉搏细速,应迅速注射中枢兴奋药和强心药,如肾上腺素、尼可刹米等,并应仔细寻找导致并发症的因素,给予及时处理,必要时酌情停用ECT治疗。

二、神经系统并发症

(一)失语、失用、失认

ECT治疗后可出现一过性的神经系统功能障碍,例如失语、失用、失认。有医生对患者施行双侧式ECT治疗后立即出现的这些情况予以了报道,但是,并未进行过系统的研究。曾经有学者报道单左侧式ECT治疗后出现杂乱性失语。也有学者报道ECT治疗后出现言语困难。但上述情况均可在治疗后30min内消失。接受单左侧式ECT治疗的患者比单右侧式ECT治疗的患者恢复时间较长,这可能是优势半球在意识的维持和表现方面起着重要作用。

(二)急性谵妄

约10%的患者在ECT治疗后立即出现急性意识障碍和发展成为一种自限性的谵妄状态。一些患者治疗后谵妄只在一次或两次治疗的时候发生,而且不复发,而另一些患者可能每次治疗时都出现该症状。ECT治疗所致急性谵妄可有以下临床表现:

1. 不宁、激越。
2. 定向障碍。
3. 意识模糊。

4. 反复出现刻板动作。

5. 理解力受损。

6. 不能应答指令。

7. 继发阶段性记忆障碍。

在麻醉过程、ECT 治疗时的电刺激以及抽搐本身均有可能产生以上症状。其中，头晕、不宁，患者可伴有低语、说话不连贯、摸索床上用品、抓扯自己的皮肤、大声呻吟、拍打四周，以及试图爬离治疗床，对患者进行躯体上的约束来预防这些行为，后果只能弄得更糟。可取的方法之一是派专人守护，只要患者的行为不构成自伤或者对他人的伤害，适当顺其自然的保护即可。对于这种谵妄状态，无需特殊治疗。大多数的患者 5~45min 便可自行恢复，在恢复期患者有健忘症状。但如果患者出现严重的谵妄，就可能需要支持治疗和药物治疗。

(三)ECT 诱发的急性(随意)运动障碍

在 ECT 治疗期间出现的急性(随意)运动障碍有几种表现形式，最常见的表现形式为在发作之后出现不自主的咀嚼和咂唇运动，这种现象经常被精神科医生在进行 ECT 治疗时发现。目前认为这种急性(随意)的运动障碍是由于 ECT 治疗诱发的多巴胺受体突触后膜敏感性增强所致。

(四)急性脑器质性综合征

ECT 治疗后出现的急性脑器质性损害的表现，主要以情感欣快或者迟钝综合征、偏执性综合征、幻感综合征多见，通常在治疗后一周内逐渐消失。

三、呼吸系统并发症

(一)阻塞性呼吸困难

阻塞性呼吸困难即患者自主呼吸已经恢复，但由于喉痉挛、舌根后坠，分泌物或异物阻塞呼吸道所引起的呼吸困难。预防措施:喉痉挛的发生与抽搐发作后植物神经功能亢进有关,一般在治疗前应用阿托品可预防。出现阻塞性呼吸困难可以应用阿托品静脉注射来缓解。舌根后坠通常是抽搐发作后咽部肌群麻痹松弛所致,应对方法是:轻者适当提高下颌角让头部过伸即可缓解;重者可用开口器张开口腔,用舌钳定位拉舌。若分泌物过多,应及时用吸痰器吸出,通常发作后,将躯体和头部侧卧位,术前使用阿托品可以防止分泌物过多。

(二)呼吸暂停延长

呼吸暂停延长并不常见,主要在琥珀胆碱代谢率比较低的患者中出现。一旦出现这种情况,维持患者充足的氧气供给是关键,在氧气充足的情况下,一般可在 30~60min 内自行缓解。一般情况下,面罩持续正压给氧即可,无需进行气管插管。

值得注意的是,在发生呼吸暂停延长时,要通过对布比卡因用量的调查和对拟胆碱酯酶水平的检测来查清原因,治疗前进行调整,可以通过降低琥珀胆碱的用量,或者使用非去极化肌松剂减少该类不良反应的发生。

(三)吸入性肺炎

抽搐发作时和发作后的短暂意识丧失、咳嗽反射消失、分泌物增多、反流误吸等多种因素可导致吸入性肺炎。预防措施:一般在治疗前应用阿托品和禁食水可以预防。出现症状时可以应用阿托品静脉注射予以缓解。一般而言,在进行 ECT 治疗前的患者有几小时的禁食和禁饮,治疗中又注射了肌肉松弛剂,故造成吸入性肺炎的可能性很小。但我们仍需对实行 ECT 治疗的患者仔细寻找出导致胃轻瘫的一些高危因素,如糖尿病、甲状腺功能减低症、淀粉样变性疾病以及硬皮病等。这就要求我们仔细收集病史,如有必要可进行胃排空实验。预防呕吐的唯一有效方法是防止吸入胃内容物。如果证实患者尤为胃轻瘫表现,则应该插入鼻胃管,在麻醉诱导之前抽空胃内容物。

四、癫痫发作延长

ECT 治疗中还可能出现癫痫发作时间延长（癫痫发作时间超过 3min）或者患者处于癫痫状态（癫痫发作时间超过 30min 或者两个或者到多个发作，患者没有恢复到清醒状态）。如果在 3~5min 之内不能使患者从癫痫状态中恢复，可能会导致患者治疗后的意识丧失和健忘。癫痫发作延长，会造成患者的氧气摄入不足，从而使组织缺氧，大脑损伤和心血管并发症发生的概率大大增加。在动物实验中，如果癫痫发作超过 30min，尽管已经采取了措施使动物的血气维持在一个合适的水平，但是动物出现脑结构损伤，心血管和心肺并发症的概率还是大大增加了。

癫痫发作延长和癫痫状态的出现可能和患者服用药物有关。也可能和患者本身的一些病情有关，如癫痫发作阈值的降低或者存在对癫痫发作终止有干扰的因素，这种情况常见如患者服用茶碱，即使是治疗剂量也会使癫痫发作延长。或患者本身存在水电解质失衡，在同一次治疗中，也可能反复诱导癫痫发作，还有就是治疗时同时服用锂剂。在非发作期也会出现一些非抽搐性的癫痫症状，比如突然发作的妄想、反应丧失、易激惹等。出现这种情况可以通过抗抽搐治疗（静脉注射地西泮）来缓解症状。症状缓解的主要表现为：不正常脑电波消失，患者的认知功能恢复。

至于 ECT 是否会增加患者癫痫发作时间延长的概率，也是人们比较关心的一个问题。有证据表明，该概率是很低的，可能和人群的群体反应出现概率相同。目前临床上大量报道的在采用单脉冲单侧式 ECT 治疗时产生的延长性的抽搐发作，多是靠脑电图监测的结果。但是脑电图的监测作为常规程序只监测了发作的时间长短，临床医生以此为依据作为终止发作的标准。其实运用脑电图监测下的反复观察，也没有发现单侧式和双侧式 ECT 治疗（不管是单脉冲刺激还是正弦波刺激）有延长抽搐的发生。

有学者把对非抽搐性全身性癫痫持续状态的诊断技术用到了 ECT 治疗领域。这种诊断方法涉及典型临床表现是患者在接受 ECT 治疗后,完全从抽搐和麻醉过程中清醒,返回了自己的病区,之后却发现有不语和部分交流障碍的现象。并且仔细观察发现患者的意识水平呈波动现象。此时进行脑电图检查,发现有弥漫性的 δ 波活动,时有尖波融合的现象。这种意识模糊状态和脑电图异常可以持续几小时或几天, 才会有完全恢复或者部分恢复,或许最后需要静脉注射地西泮才能控制,但是要明确非抽搐性全身性的癫痫持续状态这个诊断并不容易,部分原因是该诊断缺乏诊断标准和排除标准。非抽搐性癫痫持续状态,必须和典型的 ECT 治疗所诱发的谵妄状态所鉴别。在这一点上,单靠脑电图时难以做到。

虽然目前还没有一个标准来判断究竟抽搐持续多久才算是过长。但仍然需要医疗干预。目前临床上大多数 ECT 治疗所导致的抽搐经脑电图监测不超过 90s。而且治疗反应在 30s 时就过了。所以,一旦抽搐时间超过 3min。可以考虑终止发作,方法是静脉注射地西泮 10~15mg。

五、认知功能损害

ECT 导致的认知不良反应在广度和深度上有很大差异,是 ECT 使用受限的主要原因之一。认知不良反应有以下四个主要特征:

1. 每次治疗后,该类不良反应随着时间的推移,其类型和严重程度都会发生改变。最严重的认知不良反应一般发生在治疗恢复期。这一时期患者的表现并不相同,但一般会有一个短暂的方向缺失期,并伴有注意力、实践能力和记忆的损害。这些损害会随着时间推移而逐渐消退,但消退的速度因人而异。可以明确的是,ECT 所导致的认知损害是功能性的,其严重程度和其距离最后一次治疗时间有关。

2. ECT 治疗方法的选择也会对患者认知缺陷的性质和严重程度产生重要的影响。一般而言，双侧电极放置方式、正弦波刺激、高的电刺激剂量、狭小的治疗空间、治疗次数的增多、高剂量的巴比妥盐麻醉剂，每一项都会造成严重的认知不良反应。相反，右侧电极安置的放置方式、简单波形刺激、低电量刺激、较宽阔的治疗空间、减少治疗的次数、低剂量的巴比妥麻醉剂，造成的认知不良反应就要轻得多，故优化 ECT 治疗参数，可以减少患者短期认知不良反应的发生，并能够减轻长期认知不良反应的严重程度。

3. ECT 后所发生认知不良反应的范围和严重程度个体差异很大，原因未明。

4. ECT 会使患者认知特征发生重大改变。在 ECT 治疗过程中，注意力方面的缺陷有可能会更重，这些认知损害也可能随着患者症状的改善而逐步消失。患者在瞬间记忆方面的缺陷会没有什么改变，或者会在治疗停止后几天内得到改善。

相对于患者神经、精神方面的改善，ECT 可能会选择性地导致顺行性和逆行性的遗忘。有记录表明，相对于 ECT 治疗前，ECT 治疗几天以后患者对所列词条及时记忆能力会改善，然而延迟记忆的能力会受到一定损害。ECT 治疗结束后，顺行性遗忘会很快恢复。也不会对患者的学习和记忆能力造成长期的不良影响。ECT 治疗后患者经常会发生逆行性的遗忘，逆行性遗忘 ECT 治疗刚刚结束时最为严重。ECT 完成几天后，患者对于很久远以前事件的记忆会完全恢复，但是对于 ECT 治疗前几个月或近一年内发生的事，恢复起来就比较困难，通常情况下，随着时间推移，逆行性遗忘的程度会逐步减轻。越是时间久远的事恢复记忆的可能性越大，逆行性遗忘恢复所需花费的时间常常比顺行性遗忘恢复所需花费的时间要多。但 ECT 治疗也可能会导致患者部分或永久性记忆丧失,虽然这种情况极少见。所以,为了准确判定患者在 ECT 治疗前后认知改变发生的概率和发生的严重程度,进行 ECT 治疗前和治疗中,最好对患者识别方位的能力和记忆能力进行评估。

当然,在部分精神病患者可能客观上存在这样的认知功能受损,在药物不良反应的干扰下,患者在接收 ECT 后认知损害发生的范围和程度是不尽相同的。同时,这种破坏性损伤可能是由于患者自身的精神疾病所造成的,认知损伤只是作为该病发作过程中的一部分存在,这种严重损伤在年轻患者首次发病时发生的概率最大,在老年患者中,ECT 只是将这一过程揭示出来。这类患者认知功能损害的发生是不可避免的,ECT 治疗所产生的认知不良反应只是使患者更加敏感,从而加速了患者顽固性认知损伤的出现。而且,患者的心理因素对主观评价认知功能也有一定影响。

六、急性躁狂

治疗过程中,有可能发生抑郁状态和双相障碍转为躁狂状态的现象。对于使用药物治疗的抑郁症患者和其他一些混合性精神病患者,在 ECT 治疗中,有很少一部分人会出现轻度躁狂和躁狂症状。这种情况尽管不多见,但在双向精神病患者中出现的概率很高。在这些患者中,躁狂可能随着 ECT 的治疗逐步加重。因此正确区分 ECT 的治疗所致的躁狂和患者本身的欣快性谵妄是很重要的。这两种状态的表象是基本相同。欣快性谵妄有思维混乱和记忆模糊的症状。思维混乱和方向感缺失从患者发病开始就会表现出来。相反,治疗所导致的躁狂是在思维感觉清醒的状态下发生。通过对患者认知状态的评估,有助于区分患者的这两种状况,另外欣快性谵妄经常伴随头晕,日常表现为无忧无虑的情形,而躁狂的典型症状是富有竞争性思维、性欲低下、易激惹,而其他一些情形可能是缺失的。欣快性谵妄症状可以通过增加治疗的间歇期、减少刺激的强度、双侧电极安置方式改为单侧电极方式来缓解。

　　目前对 ECT 治疗所导致的躁狂并无一致的治疗方案。一些治疗者会继续进行 ECT 治疗同时缓解患者的躁狂症状和患者的抑郁症状，另一些治疗者会延迟下一步的 ECT 治疗，在此期间对患者进行观察。目前大多数的临床医生认为，在 ECT 治疗期间出现躁狂样综合征，同时又无认知功能的损害证据，在临床上是有益的，可以在严密观察患者的基础上，停止进一步的 ECT 治疗。

第十五章
临床麻醉技术基本常识

改良性电抽搐治疗(MECT)相比传统标准 ECT 治疗的重要改进是麻醉学专业的参与,静脉全麻药物、肌肉松弛剂的使用,要求改良性电抽搐(MECT)工作人员掌握相应的临床麻醉的基本常识。

第一节　麻醉前的评估

改良电抽搐治疗是全麻下的医学操作,有一定风险,为了减少医疗的风险,治疗前必须进行评估。

一、评估的重要性

所有麻醉和创伤都可能影响病人的生理状态,而合并精神科和内科疾病也会有各自不同的病理生理改变。患者的精神状态如焦虑、恐惧也会影响内环境的稳定。麻醉和电休克治疗的风险程度,很大程度上取决于准备是否充分、麻醉方面的考虑和处理是否符合病人的病理生理状况。在麻醉前对全身情况和重要器官的生理功能做出充分细致的估计,并尽可能加以维护和纠正,制定最适合病人的"个体化"麻醉方案。不仅提高了安全性,减少了并发症,扩大了适应证,还可提高患者的满意度,减低医疗费用。

二、麻醉前访视的目的

1. 获得有关病史、体检、实验室检查、特殊检查和精神状态的资料,做出麻醉前病情评估,并决定进一步检查项目,以及特殊病情的麻醉前准备。

2. 指导病人(患者合作的情况下)熟悉有关麻醉问题,解决其焦虑心理,签署知情同意书。

3. 根据病情,制定麻醉方案和围治疗期的治疗策略。

4. 确定监测的设备和手段。

5. 和精神科医生取得一致的处理意见。

三、麻醉前访视的内容

(一)询问病史

1. 个人史

包括能否胜任体力劳动,有无烟酒嗜好,有无吸毒成瘾史等。

2. 既往史

了解既往的健康状况,既往疾病史,特别注意与麻醉有关的疾病。

3. 药物过敏和不良反应史

了解引起过敏的药物种类,过敏或不良反应的类型及严重程度。

4. 治疗用药物史

使用降压药、β-受体阻滞药、皮质激素、利尿剂、镇静安定药药名和剂量、持续时间、有无特殊反应。

5. 麻醉史

使用何种麻醉药和方法,有无发生意外、并发症和后遗症,家庭成员是否有类似的麻醉反应。

6. 合并内科疾病

重点行询问心血管系统、呼吸系统、血液系统、神经系统、肝肾疾病等病史。

(1)心血管系统:重点询问高血压、瓣膜病、缺血性心脏病、周围血管病史,心脏杂音史、晕厥史、心律失常和是否安装心脏起搏器的情况。高血压要了解患病时间,接受何种治疗、治疗时间和控制效果等。冠心病病人应询问是否有心绞痛史、心肌梗死史或充血性心力衰竭史等,伴有心肌梗死不足 6 个月,围治疗期再次心肌梗死率和死亡率显著提高,治疗应延迟,并加强血流动力学监测和心内科医生协助诊断治疗。

(2)呼吸系统:重点询问近期有无上呼吸道感染、经常咳嗽,咳痰、慢性支气管炎和鼻窦炎、睡眠呼吸暂停综合征病史,了解日常活动能力。急性上呼吸道感染应控制感染 1~2 周,慢性支气管炎急性感染期感染治愈后 2 周才能进行电抽搐治疗,哮喘患者适当控制感染、停止吸烟和适当使用解除支气管痉挛的药物。

(3)神经系统:是否有中枢和周围神经系统疾病,是否有脑缺血发作史、癫痫发作史、脊髓损伤史、是否有头痛史、神志消失史、肌肉无力史。

(4)血液系统:有无异常出血病史。

(二)检查用药

麻醉前常有治疗用药,应决定是否继续用药或停药。

1. 抗高血压药

一般情况下,除利尿药外,不主张停用抗高血压药,但应该调整剂量。

2. 洋地黄

对Ⅲ~Ⅳ级充血性心功能不全的病人,可使用地高辛,但心房纤颤的病人应用受限。

3. 肾上腺受体阻滞药

α_1-肾上腺受体阻滞药,常用于控制高血压。

β-肾上腺受体阻滞药主要用于抗高血压、心绞痛、心律失常。已用 β-肾上腺受体阻滞药患者,不主张停药,应酌情调整剂量。

4. 抗心绞痛药

包括硝基类、钙通道阻滞剂、β 受体阻滞剂,都应继续保持常用剂量和间隔时间。

5. 抗心律失常药

应注意有些抗心律失常药物的副作用,以及和麻醉药之间的相互作用。

6. 胰岛素和口服降糖药

糖尿病患者应使用胰岛素维持最佳血糖水平。

7. 皮质激素

使用皮质激素和促肾上腺皮质激素的患者,应适量补充皮质激素。

8. 抗癫痫药

注意可能降低肝脏微粒体酶系的功能,改变药代动力学。

9. 抗精神病和抗抑郁药

(1)单胺氧化酶抑制剂。接受单胺氧化酶抑制剂治疗的患者对升压药极为敏感,可引起高血压危象,使巴比妥类药物作用时效延长。和酚噻嗪类药物相互作用,引起锥体外系反应和高血压。必须停药 2 周。

(2)三环类抗抑郁药。服用者接受吸入麻醉时,尤其是恩氟烷,可以引起惊厥。使用氟烷和泮库溴安等抗胆碱能作用的药物,可引起心律失常,必须停药 2 周。

(3)锂剂。可增强肌松剂的作用。

10. 非甾体类抗炎药

可影响血小板功能导致凝血机制异常。使用阿司匹林治疗前停药 7d,其他至少停用 48h。

11. 抗凝药

一般必须停用抗凝药,使用华法林抗凝病人,应输注冰冻血浆,使用维生素 K_1。

(三)体格检查

1. 全身状况

检查发育状况,是否有营养障碍、贫血、水肿、发绀等。

2. 生命体征

常规测定生命体征,包括血压、脉搏、呼吸、体温和体重。计算体重指数(BMI)=体重(kg)/身高 ^{2}(m^2),标准体重男性为 22kg/m^2,女性为20kg/m^2,BMI 在 25~29kg/m^2 为超重, 大于或等于 30kg/m^2 为肥胖。

3. 气道、牙和颈

包括颈椎活动度、颞颌关节和牙齿情况。

(1)检查张口度:正常 3.5~5.6cm,张口度小于 4cm,颏甲间距小于三指,高拱顶颚、颈椎活动降低等,最好做一项简单的预测插管困难程度的试验:张口能看到咽柱、软腭、悬雍垂,为Ⅰ类病人;能看到腭弓和软腭,为Ⅱ类病人;只能看到软腭者,为Ⅲ类病人。Ⅲ类病人用直接喉镜能看到声门者不超过 7%。

(2)检查牙齿:是否有病损牙、镶牙。对松动牙和义齿应该取下。

(3)检查颈部:颈椎活动度、气管是否移位或受压、颈动脉杂音等。

4. 肺脏

(1)视诊:观察呼吸频率、呼吸型和吸呼比;有无发绀;有无三凹症、反常呼吸;有无桶状胸等。

(2)听诊:有无啰音、支气管哮喘音;呼吸音减弱或消失等。

5. 心脏、大血管

(1)心脏:心率、心律(规则、不规则、期前收缩等),是否有心脏杂音和其他心音(如第三心音)、颈外静脉膨胀情况,心脏叩诊。

(2)检查血压、脉搏、皮肤黏膜的颜色和温度等周围循环情况。

6. 神经系统

神志情况、有无颅内高压、锥体外系综合征等。

7. 脊柱四肢

常规检查脊柱情况和脊髓功能。明确脊柱是否有病变、畸形或者变形,是否有隐形脊髓病变。

(四)实验室常规检查

实验室检查的目的是通过医学检查,所得到的结果来评估医学风险因素出现概率和严重程度,故我们常规必须做一些筛查试验,包括血常规、生化检查的测定(肝功能、肾功能)、电解质。

(五)特殊检查

通过颅脑 CT 排除脑血管瘤。

四、评估的内容

(一)ASA 病情和体格情况分级

表 1　美国麻醉医师协会(ASA)体格情况评估分级

Ⅰ级	健康病人
Ⅱ级	轻度系统性疾病,无功能受限
Ⅲ级	重度系统性疾病,有一定的功能受限
Ⅳ级	重度系统性疾病,需要不间断的治疗
Ⅴ级	濒临死亡病人
Ⅵ级	脑死亡的病人

Ⅰ、Ⅱ级病人对麻醉的耐受力一般均好,麻醉经过平稳。

Ⅲ级病人对接受麻醉存在一定危险,麻醉前尽可能做好充分准备,积极预防并发症。

Ⅳ、Ⅴ级病人麻醉危险性极大,需要做好细致的麻醉前准备。

(二)精神状况的评估

访视时通过和病人交谈了解患者是否紧张、焦虑和恐惧,估计合作程度。

(三)重要脏器系统功能评估

1. 呼吸系统

(1)简单易行的肺功能估计方法。

①测胸腔周径法:测量深吸气和深呼吸时,胸腔周径的差别。超过 4cm 以上,提示无严重的肺部疾病和肺功能不全。

②屏气试验:病人安静 5~10min,深呼吸数次后,在深吸气后憋气,记录屏气时间。屏气时间超过 30s 以上,提示心肺功能良好;如屏气时间小于 20s 提示心肺功能不全。

③吹气试验:让病人在尽量深吸气后做最大呼气。若呼气时间小于 3s,提示肺活量基本正常;若超过 5s,表示有阻塞性通气功能障碍。

④吹火柴实验:病人安静后,嘱其深吸气,然后张口快速呼气,能将安置于 15cm 远的火柴吹熄者,提示肺储备功能良好,否则储备低下。

⑤登楼梯运动实验:病人用正常速度一口气登上 3 层楼后,如能在 10min 内心率和呼吸频率完全恢复登楼梯前的水平,且无心律失常,这表明心、肺功能良好。

(2)呼吸困难的评级:活动后呼吸困难(气短)衡量肺功能不全的主要临床指标。

表2 呼吸困难的评级

0 级	无呼吸困难症状
1 级	能较长距离的缓慢走动,但懒于步行
2 级	步行距离有限制,走一或两条街后需要休息
3 级	短距离走动即出现呼吸困难
4 级	静息时出现呼吸困难

(3)估计并发肺功能不全的高危指标。

肺活量(VC):正常值 2.5~3.5L,高危值小于 1.0L。

第一秒时间肺活量:正常值 2.83L,高危值小于 0.5L。

最大呼吸流速(MEFR):正常值 336~288L/min,高危值小于 100L/min。

最大通气量(MVV):正常值 82.5~104L/min,高危值小于 50L/min。

动脉血氧分压:正常值 10~13.3kPa,高危值小于 7.3kPa。

动脉二氧化碳分压:正常值 4.7~6kPa,高危值大于 6kPa。

2. 心血管系统

(1)心脏功能的临床估计。

表3 心脏功能分级及意义

心脏功能	屏气试验	临床表现	临床意义	麻醉耐受性
I 级	>30s	普通体力劳动、负重、快速步行无不适	心功能正常	良好
II 级	20~30s	能胜任正常活动,但不能跑步,否则心慌	心功能较差	麻醉处理恰当,麻醉耐受较好
III 级	10~20s	必须静坐或卧床休息较轻体力活动后即出现心慌	心功能不全	麻醉前准备充分,避免增加心脏负担
IV 级	<10s	不能平卧、端坐呼吸、肺底湿啰音,轻微活动即出现心慌	心功能衰竭	麻醉耐受能力极差

①体力活动试验:根据患者日常活动后的表现,估计心功能。

②屏气实验:30s 以上功能良好,小于 20s 功能不全。

③起立试验:卧床 10min 后,测血压、脉搏,然后起立,即刻和 2min 测血压和脉搏,血压超过 20mmHg,脉搏超过 20次/min,提示心功能低下。

(2)心血管病患者的麻醉耐受性的评估。

①高血压:首先明确是原发性还是继发性高血压,是否为未诊断的嗜铬细胞瘤。高血压患者的麻醉安危,取决于是否并存(心、脑、肾)重要脏器损害及程度。单纯高血压,不合并冠状动脉病变、心力衰竭和肾功能减退等,在充分的术前准备和恰当的麻醉处理前提下,麻醉耐受良好。准备的重点是抗高血压治疗

②心脏病:麻醉的危险在于发生心肌梗死。

麻醉前应该明确:是否存在心绞痛及其严重程度;是否发生过心肌梗死,心肌梗死 6 个月内再次梗死率较高;目前的心脏功能代偿状况。

治疗前应做到:心绞痛症状已消失;充血性心力衰竭已基本控制;心电图无房性期前收缩,不过 5 次/min 室性期前收缩;血清尿素氮不超过 17.85mmol/L,血钾不低于 3mmol/L。

③先天性心脏病:

房间隔缺损和室间隔缺损:心功能Ⅰ、Ⅱ级,既往无心力衰竭史,无特殊危险;如伴有肺动脉高压,死亡率增加,应该推迟治疗。

肺动脉瓣狭窄:易发生急性右心衰竭。

法乐氏四联症:麻醉后可引起心排血量骤减和严重低氧血症,麻醉危险性非常大。

④心律失常:其临床意义在于引起心律失常的原因和对血流动力学的影响。对于无明显自觉症状,无严重血流动力学改变的单纯性心律失常,不增加麻醉风险,可不予特殊处理。而以下情况

应高度重视:

年龄大于 45 岁,患有心脑血管疾病和有糖尿病病史。

心房扑动和心房颤动:心室率能控制在 80 次/min 左右,不增加麻醉风险,心室率>100 次/min 或<60 次/min,提示有严重的心脏病变和其他原因,则麻醉危险性显著增加。

房性期前收缩和室性期前收缩:偶发多属于功能性,一般无需特殊处理;频发(>5 次/min),二联律或三联律成对出现,系多源性或"R on T",容易演变为室性心动过速或心室颤动。

Ⅱ度以上房室传导阻滞和慢性双束支阻滞(右束支伴左前和后半束支传导阻滞),有发展为完全性的心脏传导阻滞而猝死的可能,应做好心脏起搏器准备。

预激综合征:可发作室上性心动过速,一般只要做到防止交感神经兴奋和血管活性物质释放即可,但对于持续原因不明者,应引起重视,往往是心肌病变的唯一症状,麻醉危险性极高。

窦性心律失常:宜分辨原因而决定是否需要处理,如为病态窦房结所致,宜做好应用异丙肾上腺素和心脏起搏的准备。

无论何种心律失常,发作时伴有头晕、头痛、黑蒙、血流动力学改变,或与心绞痛发作有关,意味着麻醉风险性增加。

⑤心脏瓣膜疾病:麻醉危险性主要取决于病变的性质和心功能损害程度,麻醉前应该识别以狭窄为主,还是以关闭不全为主或者两者兼有。以狭窄为主者病变发展较关闭不全迅速,重度主动脉瓣狭窄和二尖瓣狭窄极易并发严重的心肌缺血、心律失常、左心功能衰竭,并容易并发血栓形成和栓子脱落。关闭不全对麻醉的耐受力一般尚可,但宜继发细菌性心内膜炎和缺血性心肌改变。

3. 肝

(1)肝功能的临床估计:可采用Pugh推荐的肝功能评估分级。

表 4　Pugh 肝功能不全评估分级

肝功能不全	轻度	中度	重度
血清胆红素（μmol/L）	<25	25~40	>40
血清白蛋白（μmol/L）	35	28~35	<28
凝血酶原时间（s）	1~4	4~6	>6
肝性脑病分级	无	1~2	3~4
每项异常积分	1	2	3
危险性	小	中	大

　　按表 4 累计积分,1~3 分为轻度肝功能不全,4~8 分为中度肝功能不全,9~12 分为重度肝功能不全。肝病合并出血或有出血倾向时,提示多种凝血因子缺乏和不足。若凝血酶原时间延长,凝血酶时间延长,部分凝血酶时间显著延长,纤维蛋白原和血小板明显减少,提示有可能出现弥漫性血管内凝血和纤维蛋白溶解,表示肝脏已经坏死。

　　(2)肝脏病人的麻醉耐受性估计:①急性肝炎病人极易出现凝血机制障碍;②慢性肝病病人的最大问题是凝血机制异常;③轻度肝功能不全的病人对麻醉的耐受力影响不大;④中度肝功能不全与失代偿时,麻醉耐受力显著减退;⑤重度肝功能不全的危险性极高。

　　4. 肾脏

　　(1)肾功能损害的临床估计:以 24h 内生肌酐清除率和血尿素氮(BUN)为指标,可将肾功能损害分为轻、中、重三类。

表 5　肾功能损害程度分类

	正常值	轻度	中度	重度
内生肌酐清除率(ml/min)	80~100	51~80	21~50	<20
血尿素氮(mmol/L)	1.79~7.14	7~14	14~25	25~35

(2)各类肾病的麻醉耐受力估计:

①老年、引发高血压、动脉硬化、严重肝病、糖尿病、前列腺肥大等患者,容易并发肾功能不全,术前需要做肾功能检查,以估计其对麻醉的耐受力。

②对于慢性肾衰竭和急性肾病患者,原则上应禁忌麻醉,但在人工肾透析治疗的前提下,慢性肾衰竭不再是绝对禁忌证,但对麻醉的耐受力差。

③已行肾移植患者,应重视抗排异药的不利影响和副作用。

④对严重肾脏疾患如慢性肾小球肾炎、肾病综合征,特别是长期使用利尿药治疗者,并注意其体液和血浆蛋白的情况。常需予以调整和纠正。应注意肾上腺糖皮质激素和其他免疫抑制剂的使用情况。

5. 内分泌系统

(1)甲状腺功能亢进患者:应注意心率的控制情况。巨大甲状腺肿需要估计气管是否受压及其程度,判断是否有气管软化。甲状腺功能低下应适当采取替代疗法。

(2)糖尿病:了解糖尿病的类型和治疗情况,目前的血糖水平,血糖应控制在稍高于正常。应注意有无导致其他全身和重要器官、系统的并发症。

(3)胰岛素瘤:低血糖、肥胖、应激反应低是麻醉应注意点。

(4)肾上腺皮质增多症:应注意其所导致的糖、蛋白质、脂肪代谢和水、电解质的紊乱以及心血管方面的改变。这类患者对麻醉的耐受力较低。有显著的骨质疏松者,应估计麻醉操作和管理上的困难,还要防止可能发生的肾上腺皮质功能不全。

(5)嗜铬细胞瘤:其病理生理的改变是由于儿茶酚胺分泌过多所致。病程长和久未确诊者,可有儿茶酚胺性心肌炎、营养代谢失调等,麻醉前应估计肿瘤的功能、病情的严重程度,并特别注意准备的情况,重点是控制高血压,改善血容量。

(6)肾上腺皮质功能不全：一般难以承受较重的应激反应，应进行合理的替代疗法。

(7)女性患者：月经期不宜行治疗。

6. 中枢神经系统

(1)对存在中枢系统疾病的患者，需具体掌握疾病的持续时间、目前的临床表现、治疗用药情况、是否合并颅内压增高，详细进行神经系统的体格检查，了解必要的实验室检查结果和患者的最终诊断。

(2)垂体瘤患者可引起内分泌异常，应该加以识别，并小心处理。

(3)近期有脑缺血发作病史者，需对患者的神经系统情况进行仔细评估：一过性脑缺血发作，其症状体征的持续时间一般不超过 24h；可逆性缺血损害，其症状和体质持续一般不超过72h；完全性脑缺血将遗留永久性的神经功能缺损。

(4)有癫痫病史者，应了解患者癫痫发作的类型、发作频度、最近一次发作时间、癫痫的药物治疗情况。

7. 胃肠道系统

胃内容物反流误吸是麻醉期间最危险的并发症之一。麻醉前对患者是否存在反流误吸风险必须做出明确判断。禁食时间不足、疼痛、创伤、肥胖、妊娠、糖尿病等，抗胆碱药均可导致胃排空延迟或改变食道下端括约肌张力，增加反流风险。食管裂孔疝和反流性食管炎者应注意询问目前是否存在反酸、烧心症状及严重程度，必要时应使用药物减少胃酸分泌、提高胃液 pH 值。

8. 水、电解质及酸碱平衡状态

水、电解质及酸碱平衡失调不是一种独立的疾病，而是继发于多种病因的病理生理过程，只有治疗原发病，才能从根本上纠正内环境的失衡状态。但是水、电解质、酸碱失衡的状态本身可对机体的基本生命活动构成干扰和威胁，影响患者的安全性和预后,应在治疗前予以纠正。患者的年龄、性别、体重、内科并发症、用药及治疗前禁食禁水、肠道准备等都可能影响患者的水、电解质和酸碱平衡状态。应详细了解患者的饮食、摄水量、尿量、血压、心率、失血量和出汗量、有无呕吐、腹泻病史和口渴感等。适当的实验室检查(血气分析、血生化、血电解质、尿钠、尿渗透压等)有助于准确判断患者的水、电解质和酸碱平衡状态。

五、麻醉的风险因素

在评估麻醉和治疗的风险时,因考虑到患者的病情、麻醉和治疗三方面因素。

(一)患者方面的危险因素

有人认为预测危险因素为:

1. ASA 分级>Ⅲ级。

2. 心功能衰竭。

3. 心脏危险因素计分数值高。

4. 有肺疾患。

5. X 线肯定肺有异常。

6. 心电图异常。

(二)麻醉方面的风险因素

1. 麻醉前评估不足。

2. 临时改变麻醉方式。

3. 麻醉者缺乏相应的经验和技术水平。

4. 必需的监测和治疗设备故障或缺乏和药品供应不足。

另外还需考虑 MECT 治疗方面的风险因素。

第二节 气管插管技术

病人呼吸管理是麻醉医师的主要职责,建立通畅的气道是呼吸管理的关键。为达到上述目的,需要在气道内根据具体情况植入不同类型的通气道,包括口咽通气道、鼻咽通气道、喉罩通气道、气管导管等,临床以气管插管最为常用,也是麻醉最基本的治疗和急救手段之一,是麻醉医师必须掌握的基本技能之一。

一、准备和麻醉

(一)插管前的检查和估计

插管前常规进行有关检查,从而决定插管的途径、导管的型号、适于插管的麻醉方法以及是否存在插管困难。

1. 复习病史

有无颈椎骨折、下颌外伤、风湿关节炎病史。

2. 一般检查

颈短粗、下颌小而内收、张口度小于3cm、上门齿外露过多和过度肥胖都提示有插管困难的可能。颈部异常隆起、气管偏移、瘢痕都可能影响插管,无牙病人在应用面罩时,可能密闭不严,对加压给氧带来困难。

3. 特殊检查

(1)颏甲间隙:让病人头后仰,测量甲状软骨上切迹到下颏尖端的距离。距离正常6cm以上,如小于6cm插管可能遇到困难。

(2)下颌前伸的能力:下颌前伸的幅度作为判断下颌骨活动性的标准。如果病人的下门齿前伸能超过上门齿,通常不会造成插管困难。如果病人前伸下颌时,上下门齿不能对齐,插管可能遇到困难。

(3)头颈活动度:检查寰枕关节和颈椎活动度。从上门齿到枕骨粗隆之间划连线，取其与身体纵轴相交的夹角，正常前曲为165°,后仰大于90°。如果后仰不足80°,提示颈部活动受限,插管可能遇到困难,常见于类风湿关节炎、颈椎结核、颈椎半脱位或骨折、颈椎椎板固定术。

(4)Mallampntis 试验:是当今最常用的判断颈部暴露程度的分级方法。评估方法:病人端坐,头部位于正中,口尽量张大,让舌尽量外伸,重复两次观察以避免假阳性和假阴性。观察咽部结构,即悬雍垂、咽腭弓、软腭。

根据观察的情况分为四级:

Ⅰ级可见软腭、悬雍垂、咽腭弓。

Ⅱ级可见软腭、咽腭弓。

Ⅲ级只能看到软腭。

Ⅳ只能看到硬腭。

Ⅰ、Ⅱ级插管容易,Ⅲ级插管困难增加,Ⅳ级插管困难。

X 线检查:仅用于怀疑有气管移位以及有颈部症状者,可发现气管是否移位以及程度、颈椎退行性改变、颈椎半脱位等。

(二)插管用具的准备

1. 给氧及通气设备。

2. 面罩(适当大小)、口咽通气道、鼻咽通气道。

3. 气管导管(适当大小)。

4. 管芯。

5. 麻醉药和肌肉松弛剂。

6. 吸引装置及吸引管。

7. 插管钳。

8. 喉镜及适当的喉镜片。

9. 听诊器。

10. 血氧饱和度监测仪。

有条件的应具备喉罩、特殊喉镜、特殊气管导管、纤维光导气管镜、紧急气道通气的器具、呼气末二氧化碳监护仪。

（三）插管前的麻醉

除了呼吸、心搏骤停者不需要麻醉即可进行气管插管外，通常需要有良好的麻醉让病人舒适，安全的耐受气管插管，减轻心血管反应。最常用的是静脉全麻辅以肌肉松弛剂诱导快速插管，但对预测插管有困难、饱胃、有窒息危险的病人采用清醒表面麻醉。

1. 预充氧

在病人意识消失和呼吸肌麻痹之前几分钟内持续吸入纯氧，从而延长从呼吸停止到低氧血症时间，称为预充氧。为病人呼吸暂停期间麻醉医师建立气道和恢复有效通气提供了时间。预充氧的方法：氧流量大于 6L/min，用密闭的面罩吸氧，平静呼吸时间大于 3~5min 或连续 4 次以上的深呼吸。

麻醉：早期普遍使用硫喷妥钠和琥珀胆碱诱导，现在多数使用丙泊酚、依托咪酯，肌松剂主要是用短效非去极化肌松剂。

2. 插管时心血管反射的预防

呼吸道操作，特别是放置喉镜气管内插管，可引起强烈的心血管反应。婴幼儿主要表现为心动过缓、喉痉挛、支气管痉挛，成人主要表现为高血压、心动过速和颅内压增高，有些会造成心肌缺血、脑血管或主动脉血管破裂。

预防措施：

（1）加深麻醉：芬太尼可有效减弱刺激引起的血流动力学反应；依托咪酯可以提供足够深的麻醉，抑制插管的心血管反应而不产生明显低血压。

（2）静脉给予利多卡因，静脉给予 1.5mg/kg。

（3）表面麻醉及神经阻滞。

（4）血管活性药物的运用：包括硝普钠、硝酸甘油、拉贝洛尔、艾司洛尔、可乐定等。

二、气管内插管

(一)气管内插管的适应证

1. 需要保障上呼吸道开放的。

2. 避免胃内容物误吸。

3. 长时间的正压通气。

4. 需要反复吸引气管内分泌物。

(二)气管内插管的禁忌证

1. 绝对禁忌证:喉水肿、急性喉炎、喉头黏膜下血肿。

2. 相对禁忌证:主动脉瘤压迫气管者;合并出血性疾病(如血友病);鼻咽部纤维血管瘤、鼻息肉、反复鼻出血禁忌经鼻插管。

(三)气管导管型号的选择

气管导管有法制(F)和内径(ID)编号,准备时除按标准准备外,还应准备一根小一号的备用。

1. 成人

女性通常用 ID7.0~8.0,插入约 21cm 的长度。男性通常用 ID7.5~8.5,插入约 22cm 的长度。经鼻插管通常用 ID6.5~7.0,应比经口插管的标准长度增加 3cm。如有气管狭窄,须经 X 线片测量气管狭窄内径,减去 1.5cm,即相当于导管外径,依次准备2 根稍小号的导管。

2. 儿童

大于 1 岁的小儿可按照下列公式计算所需气管导管的内径和插入深度。

$$气管导管号(ID)=年龄/4+4$$

$$导管插入的长度(到门齿,cm)=年龄/2+12$$

小儿个体差异较大,应准备大一号和小一号的导管,5 岁以下的小儿一般不用带套囊的气管导管,如用带套囊的气管导管则用小一号的导管。

(四)经口气管内插管

1. 预充氧。在给予麻醉药的同时预充氧 3~5min。

2. 病人的体位。患者平卧,头部垫高 10cm,麻醉医生推患者的前额,使头在寰枕关节处尽量仰伸(嗅花位),口尽量张开。

3. 喉镜的置入和声门的窥视。左手持喉镜,自病人的右侧口角置入,轻柔地将舌体推向左侧,再把喉镜片移动至正中,先看到悬雍垂,然后在沿舌头背面将喉镜正中置入咽部,既可见会厌。如为直喉镜片应挑起会厌,沿镜柄纵轴上提喉镜既可暴露声门。如采用弯喉镜片,见会厌后,将喉镜片远端深入舌根和会厌间的会厌谷,在上提喉镜即可暴露声门。

4. 气管导管的插入。暴露声门后,右手以持笔式对准声门,轻柔插入气管内,直到套囊全进入声门,再置入 2cm。

5. 导管插入气管的确认。

6. 气管导管的固定。

(五)经鼻气管内插管

1. 经鼻插管的准备

插管前给鼻黏膜滴入血管收缩药和液体石蜡,导管前端外涂润滑剂。如果清醒插管还应滴入表面麻醉药。选择病人通气较好的一侧鼻孔作为插管入口。

2. 经鼻插管的方法

(1)明视插管法:基本上和明视经口插管法相同,注意以下几点:

①掌握导管沿下鼻道推进的操作要领,即必须将导管与面部做垂直的方向插入鼻孔,沿鼻底部出后鼻孔至咽腔,切忌将导管向头顶方向推进,否则极易造成严重出血。

②鼻翼至耳垂的距离相当于鼻孔至咽后腔的距离。当导管推进至上述距离后,用左手持喉镜显露声门,右手持续推进导管

进入声门,如有困难,可用插管钳夹持导管前端送入声门。

(2)盲探经鼻气管内插管法:适用于张口度小,无法置入喉镜的病人。和明视经鼻插管不同之处有:

①必须保留较大通气量的自主呼吸。

②需依靠导管内呼吸的气流声强弱和有无,来判断导管斜口端和声门的位置和距离,导管口越正对声门,气流声越响。左手调整头部位置,并处摸颈前区皮肤加以了解导管前端的位置,一边右手调整导管前端的位置,同时用耳倾听气流响声。当调整至声响最强时,缓慢推进导管进入声门。

③如推进导管受阻,同时呼吸气流声中断,提示导管前端误入梨状窝、会厌谷、食管。

(六)导管插入气管的确认

1. 导管插入气管的直接征象

(1)明视导管在声带之间。

(2)纤维气管镜可见气管隆突和气管环。

(3)二氧化碳呼吸波。

2. 导管插入气管的间接征象

(1)双肺呼吸音对称。

(2)胃内无气流音。

(3)胃无充气膨胀。

(4)胸有呼吸起伏。

(5)吸气时肋骨间隙饱满。

(6)自主呼出较大的潮气量。

(7)呼气时导管出现雾气。

(8)按压胸廓时能从气管导管听到气流排出。

(9)自主呼吸时呼吸囊有相应的起伏。

(10)脉搏血氧饱和度良好。

三、困难气道的处理

(一)困难气道成因

1993年美国麻醉医师协会(ASA)制定了困难气道处理使用指南。定义了困难气道,系指受过正规训练的麻醉医师所经历的面罩通气困难和气管内插管困难的临床情况。

1. 面罩通气困难

(1)麻醉前血氧饱和度>90%的病人,麻醉医师如无他人帮助,用100%的氧和正压面罩通气不能维持血氧饱和度>90%。

(2)在正压面罩通气过程中,麻醉医师如无他人帮助,不能防止和纠正通气不足。

面罩通气不足的征象包括:紫绀,测不出呼气末二氧化碳分压,肺通气量计无呼出气流;听诊无呼吸音或看不到胸廓运动,严重气道梗阻的听诊征象;气体进入胃,胃充气扩张;出现和低氧血症和高碳酸血症有关的血流动力学改变:如高血压、心动过速、心律失常。

2. 气管内插管困难

(1)经过常规训练的麻醉医师,采用常规喉镜插管,试插3次以上,方获成功。

(2)受过常规训练的麻醉医师,采用常规喉镜插管,操作时间超过10min方获成功。

(二)困难气道的原因和机制

困难气道有先天性和后天性原因,按照解剖学特点分为以下四类(表6)。

临床上困难气道的机制如下:

1. 比例不当,尤其是舌根部和口咽部的比例不当。

2. 呼吸道任何部位存在畸形。

3. 与气管插管操作有关的任何一个关节或所有关节活动减

小,如寰枕关节、颞颌关节的活动度降低。

4. 牙覆。

表 6　困难气道的解剖学原因

原因	机制	机制
头后仰受限	各轴线不能重叠	颈椎关节炎
张口受限	各轴线不能重叠	颞颌关节强直
小颌畸形	舌相对过大,喉头靠上	小颌畸形
呼吸道肿物	呼吸道变小	口腔肿瘤

(三)困难气道的预测

插管前预测的重点是识别可导致声门显露困难或失败的异常解剖情况,既不能使口腔、咽、喉三轴线满意重叠成一条直线的解剖学异常情况。常用的检查方法如下:

1. 一般表现

有无颈短粗,下颌短小,腭裂,牙齿松动和突出,颞颌关节强直以及颈部肿物、瘢痕、气管移位等。

2. 张口度

指最大张口时上下门齿的距离,能容纳其中间的三个指头,正常值为 3.5~5.6cm。如果能达到此标准,通常表明颞颌关节活动正常;小于 3cm 表示插管困难;小于 1.5cm 无法用常规喉镜进行插管。

3. 下颌骨活动度

大多数正常人能将其下牙列移动至上牙列之前,临床上困难气道有三种位置:

(1)位置 A:下牙列可以突出至上牙列前。

(2)位置 B:下牙列与上牙列能够闭合。

(3)位置 C:下牙列达不到上牙列的闭合位置。如果病人上牙列前突,其达到位置 A 极为困难,常会发生常规喉镜显露声门困难。

4. 颅骨和第一颈椎的角度

健康成人颈椎后曲约 47°,颅骨与第一颈椎所成角度大约为 17.1°,当关节活动受到限制时,该角度增大,可能引起插管困难。

5. 舌咽部解剖结构

采用 Mallampntis 实验进行评估, 根据舌咽部结构的气道分类和直接喉镜插管的难易程度相关性密切。气道Ⅰ类病人,喉镜显露达Ⅰ级者占 99%~100%;而气道Ⅳ类者,几乎喉镜显露多属Ⅲ~Ⅳ级;而气道Ⅱ类中有 10%的病人喉镜显露为Ⅳ级。

6. 寰枕关节伸展度

当颈部向前中度屈曲 25°~35°,而头部后仰,寰枕关节伸展最佳,口、咽和喉三条轴线最接近为一条直线,此位称为"嗅花位",在此位置,舌遮咽部较少,喉镜上提舌根所需用力也较小。检查方法;病人坐位,头垂直向前看,上齿的咬合面与地面平行。然后张口并尽量头后仰,伸展寰枕关节,测量上齿咬合旋转的角度。寰枕关节正常时,可以伸展 35°。

估计分级方法:

Ⅰ级为寰枕关节伸展度无降低。

Ⅱ级寰枕关节降低 1/3。

Ⅲ级降低 2/3。

Ⅳ级为完全降低。

寰枕关节伸展下降时,为使喉镜显露声门,就需要用更大的上提力。

7. 下颌间隙

使患者头部在寰枕关节尽量处于伸展,测量以下几个指标来表示下颌间隙的间距,此来预测插管的难度。

(1)甲颏间距,即甲状软骨切迹至颏突的距离。大于6.5cm气管插管一般无困难;6.0~6.5cm插管,可能会遇到困难;小于6cm气管插管多不成功。

(2)下颌骨水平支长度,从下颌角至颏突的距离。大于9cm气管插管多无困难;小于9cm气管插管操作困难的发生率高。

(3)胸-颏间距,胸骨上窝和颏凸之间的距离。正常大于12.5cm,如果小于12.5cm,一般提示气管插管存在困难。

(4)舌颏间距,测量时需患者挺直颈部,头极度前伸并紧闭口腔,由手指宽度粗略评估喉前下颌骨内面和舌骨之间的空间。正常成人至少达到两指以上。否则提示可能插管困难。

8. Willson 综合评分

Willson 以 5 个预测指标为基础建立了一个困难气管插管的综合评分系统。包括:

(1)体重。0 分:<90kg;1 分:90~110kg;2 分:>110kg。

(2)头颈屈伸最大活动度。0 分:>90°;1 分:大约90°;2 分:<90°。

(3)下颌活动度。0 分:IG≥5cm 和 Slu>0;1 分:IG<5cm 和 Slu=0;2 分:IG<5cm 和 Slu<0。IG 是指最大张口时上下门齿间距离,Slu 是指下门齿越过上门齿的最大向前移动。

(4)下颌退缩。0 分:正常;1 分:中度;2 分:严重。

(5)上门齿增长的程度。0 分:正常;1 分:中度;2 分:严重。

如总分大于 5 分,可预测 75%的插管困难,但假阳性率高达12%。

9. 其他检查方法

(1)放射学检查。

(2)间接喉镜检查。

(3)纤维镜检查。

(4)直接喉镜检查。

(四)困难气道的临床处理原则

1. 基本原则

1993 年美国麻醉医师协会(ASA)制定了"困难气道技术操作规程",对于术前已估计插管困难的病人,应该镇静和局麻后保持自主呼吸的状态下进行气管插管。原则上,无成功气管插管把握不得轻易做全麻诱导,保持患者清醒和自主呼吸,妥善完成气管插管后再进行全麻,已经全身麻醉、无自主呼吸的病人插管困难时,应在面罩通气保证满意的气体交换前提下选用各种插管技术;极端气道困难的病人应及时采用紧急的应急措施,比如喉罩通气、气管喷射通气等。

2. 选择气管插管方法的原则

(1)不能开口或者开口度受限者:可采用清醒经鼻盲探气管插管。鼻部极易出血,如果经 2~3 次是操作不成功,应考虑采用逆行盲探插管或纤维内镜明视下插管。

(2)能开口但无法显露声门者:如已预知插管困难,可直接采用经鼻盲探插管和逆行引导气管插管。

(3)能显露声门探测管插管操作困难者:对于喉部恶性肿瘤和声门下狭窄的病人,应详细了解肿瘤部位、病变性质、阻塞程度。对无气道阻塞或症状较轻者,可采用快速诱导插管和清醒插管;对气道阻塞严重者,可考虑气管切开插管。

3. 气管插管的处理原则

(1)准备。除了常规准备外,对预计喉镜暴露Ⅲ、Ⅳ级难度困难插管患者,还应准备纤维光导喉镜,应急气道(如喉罩和联合导气管等)、经气管高频射流通气装置。

(2)用药原则。

①对未完全掌握困难插管技巧的医师,预测重度插管困难的病人(如Ⅳ级声门暴露)和需应用纤维光导内镜插管的病人,麻醉深度要达到吞咽反射消失,自主呼吸不受明显影响,必要时停止

麻醉后,病人可很快清醒。

②对于熟练掌握各种气管插管方法的操作者,如果患者无面罩通气困难、预测声门Ⅱ或Ⅲ级暴露,可以在满意预充氧后采用常规的麻醉诱导,在完全肌松条件下进行气管插管。如插管失败或比预计的严重,应该面罩给氧 3~5min,待自主呼吸恢复。

4. 未能预知的困难气管插管患者的处理原则

(1)直接喉镜下声门暴露Ⅰ级和Ⅱ级的患者,采取正确喉外压迫操作下,大多数可容易进行气管插管。

(2)直接喉镜下声门显露Ⅲ级者,可采用弹性橡胶引导管、光索和纤维内镜进行气管插管,如果需要反复操作,必须注意维持患者的呼吸道通畅和满意的氧合。

(3)直接喉镜下声门显露Ⅳ级:气管插管极度困难,且操作中存在巨大危险性。如果试插失败,应立即插入喉罩或面罩进行人工通气,直至清醒然后进行清醒插管。

5. 面罩不能通气且气管插管失败患者的处理原则

(1)联合导气管。

(2)喉罩。

(3)经气管喷射通气。

(4)气管切开术或环甲膜切开术。

(五)常用的困难插管技术

1. 普通直接喉镜法

在所有插管技术中,直接喉镜是麻醉医师最为熟悉的方法。当声门显露不佳时,可通过喉外压迫环甲软骨、用插管芯盲探引导和弹性橡胶导管盲探引导插管技术来协助完成。

(1)喉外环甲软骨压迫操作:麻醉医生在用左手进行直接喉镜操作时,用右手迅速按舌骨-甲状软骨-环状软骨,使其向后向头侧移动,使声门显露得到改善。然后操作者指导助手在同一方向和位点准确压迫喉部,由操作者将气管导管插入声门。

(2)插管芯导引盲探技术:将专门的插管芯插入气管,前端刚好位于气管前端之内,并将其固定,将插管芯和气管塑形成鱼钩状。对于喉镜显露为Ⅱ级和Ⅲ级者,将带有插管芯并已满意塑型的气管导管前端置于会厌下,在中线位置向上、向前盲探声门,待呼吸气流出现(完全肌松的病人可用轻压胸廓法听气流声),即可推送导管,使导管顺利滑入声门;对于喉镜显露Ⅳ级,如压迫喉前仍不能窥视会厌下缘,可将带插管芯并已塑形的气管导管从中线插入喉咽部,在距食管0.5~1.0cm处盲探声门,一旦有气流声,向前推送气管导管;如遇阻力,可左右转动导管,如仍然不能进入,用右手固定气管,退出喉镜,用左手食指插入口腔,向上轻托气管前端的下缘,使导管头端下降,多能使导管顺利进入声门。

(3)弹性橡胶导引管导引技术:挑起喉镜后,声门不能显露,可先用弹性橡胶引导管进行盲探。

2. 特殊直接喉镜

(1)Belscope喉镜:镜片中点向前弯曲45°有助于困难气管的处理。

(2)双角度喉镜:镜片中间附加了两个分别为20°和30°的弯曲,可达到高位喉头暴露。

(3)McCoy杠杆型喉镜:其喉镜片头端可借助于喉镜柄旁的调节杆向上抬起大约70°。

(4)Bainton喉镜片:主要是用于咽部梗阻导致气管插管操作困难的患者。

3. 经鼻盲探气管插管

本法适用于张口困难无法置入喉镜病人。

4. 逆行引导气管插管

操作方法:

(1)清醒患者给予镇静剂和舌、咽、喉、气管内局麻,面罩通气;

(2)用尾部连接充有液体的注射器的硬膜外穿刺针,针尖向头侧倾斜约 30°，经环甲膜和环气管膜，斜面向上进行穿刺，进针的同时持续抽吸注射器，一旦有空气抽出，即进入气管内。

(3)去除注射器，经硬膜外穿刺针置入硬膜外导管，直至在口腔或鼻腔拉出。

(4)退出硬膜外穿刺针，用蚊式钳在颈部穿刺点固定硬膜外导管。

(5)将气管导管套在硬膜外导管上，拉紧硬膜外导管两端，将气管导管推入气管内。由助手从颈部移去固定的血管钳，在气管导管近端拔出硬膜外导管的同时向下推送气管导管进入气管内。

5. 喉罩引导气管插管术

先置入喉罩，气道通畅后，经喉罩置入合适的气管导管。

(六)困难气道患者的拔管术

1. 可能困难插管的原因已得矫正

预计拔管后气道处理不再困难，可按常规拔管处理。确保安全最简单的方法是在拔管前用直接喉镜检查口咽部结构，如果可清楚看到气管导管进入声门的位置，表示再次气管插管无明显困难。

2. 困难插管原因仍然存在

如果气管插管困难的原因仍然存在，拔管后患者有可能再度发生呼吸窘迫的危险，那么再次插管和通气将更加困难甚至无法进行。此时拔管方法应当是逐步的、渐进的、可控的。可采用以下方法：

(1)当患者呼吸恢复良好和吸除口、咽、鼻、气管导管和鼻胃管内容物和分泌物后，待患者完全清醒再拔管。不适用于高血压、心脏病、颅内压增高和呼吸道高敏的患者。

(2)拔管前先通过气管导管在气管内放置导引管，如胃管、较软的空心导管和可曲纤维支气管镜(FOB)，拔除气管导管后保留引导管在气管内，根据患者呼吸道的情况决定是接着拔除引导管还是顺着引导管重新插入气管导管。

(3)经过喷射导芯拔管是更理想的方法。拔管前经气管导管置入喷射管芯,深吸气后气管导管套囊放气,并同时拔出气管导管,而喷射导芯仍然留气管内。自主呼吸时可经喷射导芯吸氧,一旦患者出现呼吸困难。即可经过喷射导芯进行喷射通气。必要时,可经喷射导芯导引再次插入气管导管。

四、拔除气管导管术

(一)拔管的时机

1. 拔管前必须先吸净残留口、鼻、咽喉和气管内的分泌物,拔管后应继续吸尽口腔内的分泌物。

2. 肌松药的残余作用已逆转。

3. 麻醉性镇痛药的呼吸抑制作用已消失。

4. 咳嗽、吞咽反射活跃、自主呼吸气体交换量恢复正常。

(二) 拔管的禁忌证及注意事项

1. 麻醉仍然比较深,咳嗽、吞咽反射尚未恢复,呼吸交换量尚未满意恢复。

2. 循环系统尚不稳定。

3. 饱胃患者,一般应等清醒,拔管前先安置侧卧位头低位,防止呕吐误吸意外。

4. 拔管时如果麻醉过浅,偶尔因喉痉挛而把导管夹住不能顺利拔出,应在充分供氧的基础上等待喉松弛后再予拔除。

五、气管插管的并发症

(一)气管插管及并发症

1. 损伤牙、舌、喉头、气管、鼻、眼、颈椎。

2. 误吸血、胃内容物、牙。

3. 导管误入食管。

4. 导管误入支气管。

5. 反射性。

(1)交感性:高血压、心动过速、心肌缺血等。

(2)迷走性:低血压、心动过缓、心搏骤停、喉痉挛、支气管痉挛。

(二)导管留置气管内期间的并发症

1. 气管导管梗阻(导管扭折、分泌物积累)。

2. 导管脱出。

3. 导管误入主支气管。

(三)拔除气管导管即刻并发症

1. 声门损伤。

2. 喉痉挛。

3. 误吸胃内容物和分泌物。

4. 喉头水肿、声门下水肿致呼吸梗阻。

5. 拔管后气管萎陷。

(四)经鼻插管的并发症

1. 鼻出血。

2. 鼻甲损伤。

3. 颅底骨折患者插管时导管进入颅内。

4. 扁桃体脱落。

5. 鼻黏膜压力性坏死。

6. 咽鼓管阻塞。

7. 上颌窦炎。

8. 菌血症

(五)经口拔管后延迟并发症

1. 咽喉痛,吞咽困难。

2. 失声。

3. 声带麻痹。

4. 构状软骨脱位。

5. 感染咽炎、喉炎,支气管炎,肺炎,上颌窦炎。

6. 气管狭窄。

7. 咽喉肉芽肿。

六、非气管导管性通气道

(一)口咽和鼻咽通气道

麻醉诱导后插管前和某些紧急情况下,采用面罩通气,仅靠托下颌和提颏法维持呼吸道较为困难,尤其是在需要较长时间的情况下,可采用放置口咽通气道的方法协助维持呼吸道通畅。

1. 口咽通气道

(1)适应证:麻醉诱导后仍有完全性和部分上呼吸道梗阻和需要牙垫的意识不清的患者,也有助于患者口咽部的吸引。

(2)禁忌证:清醒和浅全麻患者;前四颗门齿具有折断或脱落危险的患者。

2. 鼻咽通气道

(1)适应证:

①清醒、半清醒和浅麻醉患者发生呼吸道梗阻者。

②不适宜应用口咽通气道的患者。

③有牙齿松动和牙齿易折断的患者和口咽肿瘤的患者。

④需要协助进行口腔和咽喉部位吸引的患者。

(2)禁忌证:

①鼻气道阻塞。

②鼻骨骨折。

③明显的鼻中隔偏移。

④凝血机制异常。

⑤经蝶鞍垂体瘤切除术、脑积液鼻漏和腺样体肥大。

(二)喉罩通气道(LMA)

LMA 是 Brain 于 1983 年发明并提倡使用的一种新型通气道。LMA 插入咽喉部,充气后能在喉部周围形成一个密闭圈,既可让患者自主呼吸又能选择正压通气,属于气管插管和面罩之间的通气工具。

1. 标准喉罩的结构、型号和选择

(1)结构:喉罩由通气导管和通气罩两部分组成。通气导管一端开口可与麻醉机和呼吸机相连,另一端为通气罩。通气罩呈椭圆形,周边隆起,其内空腔,在喉部形成通气道。通气导管后面的黑线有助于识别通气导管的扭曲。通气导管进入充气罩入口的上部,有两条垂直栅栏,使其形成数条纵行裂隙,以防会厌阻塞管腔。通气罩近端与注气管相连,通过注气管内注气使之膨胀。

(2)型号及选择:共有七种标准喉罩。

①1 号:适用于体重小于 5kg 的新生儿和婴儿。

②1.5 号:适用于体重 5~10kg 的小儿。

③2 号:适用于体重 10~20kg 的小儿。

④2.5 号:适用于体重 20~30kg 的小儿。

⑤3 号:适用于体重大 30kg 的体型较小的成年人。

⑥4 号:适用于正常体重的成年人。

⑦5 号:适用于体型较大的成年人。

2. 改良型喉罩

(1)加强型喉罩:特征是通气导管的长度、壁厚和强度增加,有的通气导管壁内还预置有金属。

(2)气管插管型喉罩:包括一个标准气罩、预塑形的金属通气导管和金属手柄。有 3 个型号:

3 号适用于较小的成年人(体重小于 30kg)。

4 号适用于正常成年人。

5 号适用于较大体型的成年人。

(3)食管引流型喉罩,其结构特征:

①具有一个与通气导管平行的引流管,引流管通过通气罩的内腔,开口于通气罩锥形的前端。

②通气导管进入通气罩入口的部位未设计栅栏。当正确插入后,其引流管的前端正好位于食管的上部,从而可在应用喉罩通气进行肺通气的情况下,经引流管插入胃肠减压管进行食管反流物和胃内容物的吸引。

3. 使用方法

(1)润滑:将通气罩下面涂上润滑油;前面尽量不涂和少涂以免插入后诱发咳嗽。

(2)麻醉诱导:麻醉前准备和术前用药同气管插管。插入喉罩时可不使用肌松药,麻醉消除咽反射并使下颌松弛,否则会引起咳嗽和喉痉挛。麻醉诱导去氮后缓慢注射丙泊酚,联合肌肉松弛剂可改善喉罩的插入成功率。清醒病人在满意表面麻醉后,也能耐受喉罩的插入。

(3)喉罩的置入。

①盲探插入法:在满意的全麻和表面麻醉后,头颈后仰,操作者左手固定病人头部,右手拇指和食指持笔式握住喉罩的通气管,持握部位尽量靠近通气罩和通气导管的结合处。中指向下推下颌骨使病人的口张开,通气罩开口面向前,于上切牙内面将其置入口腔。然后将食指放置通气导管和通气罩的结合部,沿上腭向下推进喉罩,当喉罩到达咽后壁时食指可感受到方向的变化,尽可能继续向下推送喉罩,一般能将喉罩放置到合适位置。

②喉镜插入法:左手持喉镜,将病人舌上抬,右手持喉罩顺舌正中插入咽喉部。

4. 喉罩的优点

(1)喉罩的插入操作和使用方法容易,可无需肌松药和喉镜。

(2)即使预计气道维持困难的患者,喉罩也能维持气道满意。

(3)在困难气道的病人处理中,可用喉罩维持气道和协助进行气管内插管。尤其适用于:先天畸形、颌骨骨折、血肿、颈椎活动功能降低等引起的气道异常的患者;使用颈圈病人和禁忌使用喉镜和气管插管的病人;肌松药恢复不全和在插管困难的病人。

(4)喉罩能够协助进行气管内插管。

(5)可用于自主呼吸、人工控制呼吸、机械通气。

(6)在保护性反射恢复和病人能够吞咽分泌物前,病人常能耐受喉罩。

5. 喉罩的缺点

(1)误吸和反流高度危险的病人不适宜使用喉罩。

(2)使用喉罩维持麻醉时,如麻醉深度不满意,可发生呛咳、呕吐、咳嗽、喉痉挛和支气管儿痉挛。

6. 喉罩的禁忌证

(1)饱胃、未禁食的病人。

(2)具有反流危险的病人:如肥胖、裂孔疝、妊娠、自主神经功能障碍和有胃内容物反流的病人。

(3)气管受压和气管软化病人。

(4)肺顺应性降低和高肺阻力的病人。

(5)咽喉部病变的患者:如咽喉部脓肿、血肿、水肿。

(6)困难插管病人。

(7)气道不易接近和气管内插管不易完成的病人。

(三)食管气管联合导气管(ETC)

食管气管联合导气管是 1987 年Frass 在食管封闭导气管的基础上发展起来的另一新型气道。是双腔导管,包括食道腔和气管腔。既可插入食道,也可插入气管内,其操作技术简单。

第三节　全麻的诱导、维持和苏醒

一、全身麻醉的诱导

全身麻醉的诱导指应用全麻药使病人从清醒状态进入全麻状态的过程。

(一)全麻诱导的注意事项

全麻诱导过程中,由于麻醉药物、病人的病理生理状况以及麻醉操作等影响,病人易出现各种并发症,如低血压、高血压、心律失常、呼吸道梗阻、反流误吸甚至心搏骤停。全麻诱导时间短、病情变化快、并发症多,所以应谨慎从事,尽可能预防并发症发生。应注意以下事项:

1. 做好麻醉前的访视和评估。

2. 做好麻醉诱导前的准备工作。诱导前应准备好麻醉机及插管用具、连接监护仪测量诱导前的数值、建立好静脉通道、准备好急救和治疗用药。

3. 全麻诱导过程按操作规程进行。病人体位因为仰卧位,诱导过程应充分给氧,气管内插管应遵守操作规范。

4. 全麻诱导用药应强调个体化用药、按需给药,并根据病人的耐受力调整用药的种类、剂量和给药途径。

5. 保持呼吸道通畅,维持有效通气。给予全麻药后,易出现呼吸道梗阻和呼吸抑制,应托起下颌、面罩给氧,根据需要选择口咽和鼻咽通气道、喉罩或气管插管等保持呼吸道通畅,辅助和控制呼吸维持有效通气。

6. 预防和处理诱导期的并发症。低血压是诱导期常见的并发症,应快速输液扩容,必要时给予血管活性药物。给予短效降压药如硝酸甘油、乌拉地尔和喉气管内给予表面麻醉,均能预防和减轻气管插管引起的心血管反应。

(二)全麻诱导的常用方法

采用何种诱导方法,用何种药物,主要取决于病人的病情、预计气管插管难易程度以及麻醉医师的经验和设备条件等,此外应适当考虑病人的意愿。

常用的诱导方法:

1. 静脉快速诱导。具有快速、方便、平稳安全优点,是目前最常用的诱导方法。先用镇静催眠药或静脉麻醉药使病人神志消失,再用非去极化肌松药或去极化肌松药使病人肌肉松弛,呼吸停止,经面罩控制呼吸给氧,行气管插管。

2. 吸入麻醉诱导。常用于某些特殊情况如重症肌无力病人、不能使用静脉全麻诱导得病人,常使用七氟烷,因其诱导迅速,苏醒也快。

3. 保持自主呼吸的全麻诱导。主要用于预计气管内插管困难患者。

二、全身麻醉的维持

全身麻醉维持是指在全麻诱导完成后至结束这段时间的麻醉管理

(一)注意事项

1. 确保麻醉过程平稳。诱导后应及时追加麻醉药,使诱导和维持之间平稳过渡。

2. 做好呼吸管理。保持呼吸道通畅,保持良好的肺通气和换气。可根据血气分析和呼气末二氧化碳和脉搏血氧饱和度调整通气参数。还可参考病人的病情,如冠心病病人的二氧化碳分压应在正常高限和略高于正常,以免呼吸性碱血症导致冠脉血管收缩和痉挛而加重心肌缺血。

3. 密切观察病情变化,及时处理可能出现的各种情况,尽可能保持内环境的稳定和器官功能的正常。

4. 麻醉药的合理使用。合理使用麻醉药的种类和剂量,一般是镇静镇痛药加肌松药复合维持。诱导和维持开始一般用药量大,维持中间用量适中,结束前适当减量,即在保证麻醉深度维持平稳的同时,兼顾麻醉苏醒。使用肌松药时,最好应用肌松药监测仪指导应用。

(二)常用方法

1. 间断给药全麻。

2. 持续给药全麻。

3. 复合给药全麻。

4. 目标控制输注(TCI)。

三、全身麻醉的苏醒

全麻的苏醒是指麻醉结束至病人苏醒,是病人从无意识状态向清醒转变并恢复完整地保护反射的过程。一般需要 30~60min,超过 3h,则为苏醒延迟。应注意以下事项:

1. 加强呼吸管理。苏醒期呼吸逐渐恢复,管理不当极易发生缺氧。对残余的肌松药进行拮抗,使其恢复自主呼吸。判断自主呼吸功能恢复是否满意的标准,是指安静状态下脱氧 15min 以上,病人的脉搏血氧饱和度维持在 95% 以上(老年人和特殊病人应达到麻醉前水平)。

2. 当病人出现呼吸衰竭、低体温、延迟清醒、明显血流动力学不稳定或气道炎症受损,当保留气管导管直至情况好转再拔管。

3. 及时处理并发症。心律失常、高血压、低血压、心肌缺血、呼吸抑制等是苏醒期较常见的并发症,应及时处理。

4. 麻醉催醒药的应用。一般尽量不用麻醉催醒药,如需要使用,应用针对性催醒药,并从小剂量开始。

5. 全麻苏醒期有条件的应将病人放入麻醉后恢复室,进行严格的监测和治疗,待完全清醒后,方能离开麻醉后恢复室。

四、全身麻醉深度的判断和掌握

全身麻醉应该达到使病人意识消失、镇痛良好、肌松适度,将应激反应控制在适当水平,内环境相对稳定,维护病人的安全。在实施麻醉中如何判断麻醉深浅和维持适当麻醉深度显得十分重要。

Guedel 于 1937 年根据乙醚麻醉过程创立了全身麻醉的分期。现代麻醉基本都是用复合麻醉,难以再用传统的麻醉深度分期法来判断麻醉深浅,但 Guedel 分期法的基本点仍可供参考。结合现代麻醉情况分期如下:

第一期:遗忘期。麻醉诱导开始到意识丧失和睫毛反射消失。除应用乙醚和笑气外,此期痛觉仍未消失。

第二期:兴奋期。乙醚麻醉可出现兴奋、躁动。此期特征:意识消失,但呼吸和循环尚不稳定,神经反射处于亢进状态。

第三期:外科手术期。此期达到所需的麻醉深度。眼球固定于中央,瞳孔缩小,循环平稳,疼痛刺激已不能引起躯体反射和有害的自主神经反射(如血压增高心动过速)。进一步加深麻醉则对呼吸循环抑制加重。

第四期:过量期。延髓麻醉期,呼吸停止、瞳孔散大、血压剧降甚至循环衰竭。需绝对避免。

在病人意识丧失且使用肌松药的情况下,循环情况和神经反射是判断麻醉深浅的主要依据。临床上判断全麻深浅的方法还有以下几种:

(一)临床体征和症状

1. 意识状态:全麻时意识状态分清醒和麻醉(即睡眠)状态。

全麻状态下应达到对刺激无体动反应,无流泪、出汗等表现。

2. 心血管反应:血压和心率是反映全麻深度的常用指标。血压和心率平稳常表明麻醉深度适当。

3. 呼吸反应:在保留自主呼吸的全麻病人中,呼吸频率、节律和潮气量的变化也能反应麻醉深度

4. 其他:瞳孔大小、出汗、流泪、分泌物、体动和尿量的也能反映麻醉的深度。

(二)脑电图和诱发电位

脑电图(EEG)是利用头部电极记录脑电活动,并对记录结果进行分析来判断麻醉深度.其分析复杂,干扰因素多。

双频指数(BIS)是计算机对脑电图进行分析的技术,对判断麻醉深度比较有价值。BIS值的范围为0~100,数值越大,麻醉越浅,数值越小,麻醉越深。

诱发电位(EP)是中枢神经系统在感受内外刺激过程中产生的生物电活动。分为体诱发电位(SEP)、脑干听觉诱发电位(BAEP)和视觉诱发电位(VEP)。

(三)内分泌功能

内分泌功能是反应应激中内环境变化的主要指标。血糖、皮质醇、儿茶酚胺是经典的内分泌指标。

(四)其他

如食道下肌肉张力的变化也和麻醉深度有一定关系。

第四节　静脉全麻的基本概念

1. 房室模型和效应室:房室模型是将体内药物转运和分布特性相似的部分抽象看成一个房室,经过适当的数学处理,用药代学参数来反映药物分布和代谢特性的方法。认为机体有一个处

于中心的房室(中央室),药物首先进入中央室,并在中央和其他室之间进行药物的分布和转运。中央是代表血流丰富的部位(如血浆和肺循环);外周室代表内脏和肌肉以及脂肪组织。效应室是理论上的抽象空间组合,是用来指药物作用的靶部位,如受体、离子通道、酶等,是反应药物临床效果的部位。

2. 分布容积:分布容积=所给药物的总量/该药的血药浓度。分布容积的大小取决于该药物的理化性状、在组织中的分配系数及血浆蛋白和组织的结合率等因素。

3. 血浆清除率:是指单位时间内血浆内的药物被完全清除的血容量。

4. 消除/转运速率常数:是药物在单位时间内消除或转运的百分比。

5. 消除半衰期:为机体消除一半药物所需要的时间。

6. ke_0:药物从效应室转运至体外的一级速率常数,通常用来反映药物从效应室转运至中央室的速率常数。

7. 持续输注即时半衰期:持续恒速给药一段时间后,停止输注,血浆药物浓度下降50%所需的时间。

8. CP_{50}:防止50%患者对伤害性刺激产生的反应的血浆药物浓度。

9. Ce_{50}:防止50%患者对伤害性刺激产生反应的效应室药物浓度。

10. 周边室延迟:静脉输注麻醉药物一定时间后,为了重建和中央室的平衡,周边室会向中央室转运药物,而周边室延迟是指那些像中央室转运非常慢的药物,比如异丙酚。其临床意义是:周边室在单位时间内向中央室(血浆)释放的药物较少,血浆药物浓度的降低就不会因为来自周边室的药物而受到显著影响。

11. 联合用药和平衡麻醉:联合用药指同时或先后应用两种

以上的麻醉药物,以达到完善的麻醉效果。平衡麻醉是采用联合用药技术,达到镇痛、遗忘、肌肉松弛、自主反射抑制并维持生命体征稳定的麻醉方法。静吸复合麻醉是典型代表。

12. 基础麻醉:是指在预先使用催眠镇静或全麻药,使患者处于安静、睡眠和浅麻醉状态的麻醉方法。

13. 监护性麻醉(MAC):是指局部麻醉和无麻醉下接受诊疗时需要麻醉医师提供的特殊麻醉服务,监护和控制患者的生命体征,并根据需要给予适当的处理。

第五节 静脉全身麻醉

静脉全身麻醉是指将一种或几种麻醉药经静脉注入,通过血液循环作用于中枢神经系统而产生全身麻醉的方法。

(一)静脉全麻的优点

1. 起效迅速。

2. 对呼吸道无刺激,患者舒适,易于接受。

3. 不燃烧、不爆炸;无污染。

4. 操作简单方便。

(二)静脉全麻的缺点

1. 注射部位疼痛。

2. 注射给药过量时,尚缺乏方便的纠正手段,只能靠药物再分布和分解。

3. 可控性不及吸入麻醉,静脉麻醉给药后起效时间大约为一个臂脑循环,臂脑个体差异很大,不易准确调控。

(三)静脉全麻的分类

1. 按给药方式分类

(1)单次注入方法:将一定量的静脉麻醉药自静脉注入,以迅速达到适宜的麻醉深度。多用于麻醉诱导和短小手术。此操作法简单方便,但用药过量易产生循环、呼吸抑制等副作用。

(2)分次注入法:先静脉注入较大剂量的静脉麻醉药,达到适宜的麻醉深度后,再根据患者的反应分次追加麻醉药,以维持一定的麻醉深度。此法血药浓度会出现锯齿样波动。患者的麻醉深度也会因此而波动。

(3)连续输注法:患者在麻醉诱导后,采用不同速度连续滴入或泵入静脉麻醉药的方法来维持麻醉深度。此法避免了分次给药后血药浓度的波动,不仅减少了麻醉药效周期性的波动,也有利于减少麻醉药的用量。

2. 按照药物具体应用方法分类

如硫喷妥钠静脉麻醉、氯胺酮静脉麻醉、丙泊酚静脉麻醉、依托咪酯静脉麻醉。

第六节　常用的静脉全麻药

一、静脉麻醉药概述

静脉麻醉药(氯胺酮除外)在一定程度上降低了脑血流及减少脑耗氧,使颅内压下降。所有的静脉麻醉药均可引起呼吸抑制,全麻时常采用控制呼吸,硫喷妥钠还使呼吸道的敏感性增加。依托咪酯抑制肾上腺皮质功能,抑制长短与剂量有关,诱导剂量可抑制肾上腺皮质对应激的反应 5~8h。巴比妥类是极好的催眠药,但缺乏镇痛和记忆缺失;依托咪酯催眠效果好但没有镇痛和记忆缺失作用。

表7　几种静脉麻醉药的主要药效动力学特征

药物	心血管	呼吸系统	CNS	其他	恶性高热	卟啉病
丙泊酚	MAP↓↓↓ 血管扩张	支气管 扩张	CBF↓	止吐、 苏醒快	安全	安全
氯氨酮	MAP↑ 心肌抑制	轻微抑制	CMRO↑	较好止痛	安全	安全
依托咪酯	HR↑ 血管扩张	轻微通气 抑制	CBF↓	术后呕吐、 注射痛	安全	不完全
硫喷妥钠	MAP↓ 血管扩张	通气抑制	CBF↓	苏醒慢, 注射痛	安全	不完全

(一)丙泊酚

1. 优点

(1)麻醉可控性强:丙泊酚是一种新型的快速短效静脉麻醉药,起效快、诱导平稳,持续时间短,苏醒完全,不引起噩梦和幻觉等精神症状。

(2)麻醉效能强:与传统的硫喷妥钠相比较,丙泊酚的麻醉效能是其1.8倍。

(3)具有脏器保护功能:丙泊酚能抑制氧自由基的产生或调控其氧化效应,对缺血–再灌注损伤有防治作用。能降低颅内压、降低脑血流和脑代谢率,有利于脑保护。

2. 缺点

(1)有一定的循环功能抑制作用:丙泊酚降低外周血管阻力,降低动脉压。对老年人、低蛋白血症循环抑制加重,应适当减少剂量。其循环抑制和静脉给药速度有关。

(2)呼吸抑制:一般仅表现为潮气量轻度降低,当剂量过大或注射速度过快,则可出现呼吸暂停,持续30~60s。

(3)注射时疼痛:预先给予麻醉性镇痛药和小剂量局麻药可以预防。

3. 麻醉方法

(1)麻醉诱导:丙泊酚用于全麻诱导平均剂量是 2mg/kg。对于体质强壮者可适当增加 1/3,也可和依托咪酯联合使用。但用量应做相应调整。老年和低蛋白血症患者,ASAⅢ~Ⅳ级剂量应适当减少。

(2)麻醉维持:可分次静脉注射或连续输注,持续输入时血浆药物浓度稳定,心血管系统稳定性好,并且停药后,血浆药物浓度迅速降低,苏醒迅速。成人持续输注剂量 50~150μg/(kg·min)。

4. 适应证

(1)麻醉诱导。

(2)全凭静脉麻醉。

(3)区域麻醉的镇静。

(4)门诊和内镜检查。

(5)ICU 患者的镇静。

5. 禁忌证

(1)对丙泊酚过敏者。

(2)严重的循环功能不全者。

(3)妊娠和哺乳期妇女。

(4)3 岁以下小儿。

(5)高血脂患者。

6. 不良反应

(1)注射部位疼痛:选用大静脉注射、注射前和注药时应用利多卡因,可以减轻疼痛。

(2)过敏反应:丙泊酚的苯环和双异丙基侧链可导致过敏反应发生。

(3)呼吸循环抑制:呈剂量相关性,对呼吸抑制的持续时间短暂,及时给予辅助呼吸能很快恢复。对循环抑制主要表现为血压下降。

(4)偶尔在诱导时出现精神兴奋症状。

(二)依托咪酯

1. 优点

(1)麻醉可控性强:依托咪酯起效快,催眠效能强,持续时间短,苏醒快,单次注射持续时间为10min左右。

(2)对生理干扰小:其麻醉时循环功能稳定,血流动力学变化不大是依托咪酯的最显著特点。单次静脉注射后,动脉血压稍有下降,冠状动脉扩张,因此适用于冠心病和心脏功能储备差的病人。依托咪酯对呼吸抑制也较轻,不影响肝肾功能,不引起组胺释放。

(3)对缺氧性脑损害有一定保护作用:能减少脑耗氧,降低脑血流。

2. 缺点

(1)没有镇痛和肌松作用:临床麻醉时必须复合应用以达到满意效果。

(2)抑制肾上腺皮质功能:这是限制临床广泛使用的最主要原因。依托咪酯麻醉下皮质醇和醛固酮分泌显著下降,ACTH分泌显著增加,一般不用于ICU患者的镇静。

3. 麻醉方法

(1)全麻诱导:适用于不宜使用其他静脉麻醉药的患者、危重及休克患者的麻醉诱导。剂量为0.1~0.4mg/kg,为了避免注射部位疼痛,可先给予芬太尼。入睡后再给予肌松药。

(2)全麻维持:剂量为0.1~0.2mg/(kg·h)。

4. 适应证

(1)全麻的诱导,尤其是危重患者的麻醉诱导。

(2)全麻的维持。

(3)短小手术的麻醉,如内镜检查和电复律、MECT治疗等。

5. 禁忌证

(1)对该药过敏者。

(2)肾上腺皮质功能不全者。

(3)有免疫功能抑制的患者,脓毒血症、器官移植术后的患者。

(4)紫质症的患者。

6. 不良反应

(1)注射部位疼痛。

(2)注射后发生肌阵挛,严重者发生抽搐。

(3)抑制肾上腺皮质功能。

(4)术后恶心呕吐。

(5)其他:过敏反应、溶血作用和心律失常。

(三)硫喷妥钠

1. 优点

(1)起效快:硫喷妥钠的脂溶性高,静脉注射后极易透过血脑屏障,经过一个臂脑循环就可发挥作用。临床剂量静脉注射后10~20s 意识消失。

(2)苏醒迅速:快速重分布,经过 5min 后脑组织药物浓度下降一半;20min 后就只剩 10%。临床上注射后 40s 左右麻醉即开始变浅,15~20min 就开始苏醒。

(3)具有一定的脑保护功能:硫喷妥钠可以使脑血管收缩,减少脑血流、降低颅内压,同时降低脑代谢,减少脑组织耗氧,脑代谢的降低程度超过脑血流的减少,因此有一定的脑保护作用。

2. 缺点

(1)无镇痛和肌松作用。

(2)具有蓄积作用:由于脂溶性高,麻醉苏醒后,脂肪组织中储存的硫喷妥钠可能重新释放入血,再次通过血脑屏障,使患者发生"再抑制"。

(3)循环抑制作用:可选择性的抑制交感神经节的传导,产生中枢性的血压下降。当剂量过大、注射速度过快、患者处于失血性休克状态,或心脏代偿功能不全以及使用β受体阻滞剂者,循环功能可能发生严重抑制,血压可能严重下降。

(4)呼吸抑制作用:能抑制延髓和脑桥的呼吸中枢,对呼吸系统呈剂量相关性抑制。麻醉期间,中枢神经系统对二氧化碳的敏感性降低。主要表现为潮气量减少。

(5)喉痉挛和支气管痉挛:硫喷妥钠浅麻醉时,因对交感神经的抑制作用,是副交感神经相对占优势,引起喉部和支气管平滑肌的应激性增高,诱发喉痉挛、支气管痉挛和呼吸道分泌物增加。

(6)其他:包括静脉炎和过敏反应。

3. 麻醉方法

(1)单次静脉给药法:适用于短小手术和全麻诱导。可以制成2%~2.5%的溶液,剂量为2.5~4.5mg/kg,缓慢注射。

(2)分次给药法:常用于短时间的浅表手术。使用2%~2.5%的溶液,首次剂量3~5ml,静脉注射时同时观察患者的呼吸、血压和脉搏血氧饱和度。追加剂量为5~10ml,当患者入睡、睫毛反射消失、眼球固定和钳夹皮肤无反应时即可。密切观察患者的生命体征,并准备好随时气管内插管。

(3)连续给药法:仅用于以下情况。

①破伤风、高热和癫痫引起的惊厥。

②辅助麻醉,保证患者的安静。用0.1%~0.5%的硫喷妥钠溶液按每分钟20~100滴的速度静脉滴注。

4. 适应证

(1)全麻诱导。

(2)短小手术的麻醉。

(3)控制痉挛和惊厥。

(4)辅助麻醉。

(5)颅内高压患者的麻醉。

5. 禁忌证

(1)婴幼儿。

(2)孕产妇。

(3)心功能不全。

(4)休克和低血容量。

(5)呼吸道阻塞性疾病、呼吸道不通畅和有肺部疾患者。

(6)严重的肝、肾功能不全。

(7)营养不良、贫血、电解质紊乱、氮质血症。

(8)肾上腺皮质功能不全和长期使用肾上腺皮质激素。

(9)紫质症。

(10)高血压、动脉粥样硬化和严重糖尿病患。

(11)有巴比妥类药物过敏。

6. 不良反应

(1)注射部位疼痛,血栓性静脉炎。

(2)动脉炎:误入动脉后可导致化学性动脉内膜炎,严重者可发生肢体坏死和永久性神经损害。

(3)循环系统抑制:表现为血压下降。

(4)呼吸系统作用:潮气量减少,可诱发喉痉挛和支气管痉挛。

(5)过敏反应:属于Ⅰ型过敏反应。轻者表现为荨麻疹、面部水肿;重则表现为过敏性休克、支气管痉挛、喉头水肿、腹痛、腹泻。

(6)肌张力亢进和肢体不自主活动。

(四)氯胺酮

1. 优点

(1)镇痛效能强:通过阻滞脊髓网状结构束对痛觉的信号传导,产生很强的镇痛作用。

(2)呼吸抑制作用轻微:对呼吸抑制轻微,还使支气管松弛,拮抗组胺、乙酰胆碱和 5-羟色胺的支气管收缩作用,有效缓解支气管哮喘状态。

(3)循环兴奋作用:对循环系统的作用包括两个方面,直接对心肌的抑制和通过兴奋交感神经中枢间接兴奋心血管系统。一般情况下,表现为心率加快、血压升高、心脏指数和外周血管阻力增加,有利于循环功能维持。但对心脏代偿功能不全和交感神经活性减低的患者,表现为心血管系统的抑制。

2. 缺点

(1)没有肌松作用,肌张力增加,肌肉不自主运动较常见,对肌松要求高的情况要复合肌松药。

(2)增加脑组织血流,增高脑代谢、升高颅内压。

(3)增加口腔和支气管的分泌物。

(4)升高眼压。

(5)对循环功能代偿不全和交感神经兴奋性低下的患者可导致循环功能抑制。增加肺血管阻力、肺动脉压和右室每搏输出量,禁止使用于右室储备能力降低的患者。

(6)麻醉苏醒期精神副反应发生率高,出现幻觉、噩梦、视觉异常、谵妄等。

3. 麻醉方法

(1)肌肉注射法:常用剂量 4~6mg/kg,给药后 2~5min 起效,维持 20~30min。

(2)静脉分次注射法:首次剂量为 1~2mg/kg,维持 10~15min,追加剂量为首次剂量的 1/2。

(3)静脉连续输注法:常用 5%的葡萄糖配制成 0.1%的溶液,麻醉时先静脉注射 1~2mg/kg 的氯胺酮作为麻醉诱导,然后以 2~5mg/(kg·h)速度静脉滴注。

4. 适应证

(1)各种短小手术、诊断性检查。

(2)麻醉诱导。

(3)小儿的基础麻醉。

(4)支气管哮喘患者的麻醉。

(5)辅助麻醉。

5. 禁忌证

(1)严重的高血压,尤其是有脑血管意外病史的患者。

(2)颅内压增高者,如颅内肿瘤、颅内动脉瘤。

(3)眼压升高者。

(4)甲状腺功能亢进和肾上腺嗜铬细胞瘤。

(5)心功能不全、冠状动脉粥样硬化性心脏病、心肌病和有心绞痛病史者。

(6)主动脉瘤。

(7)癫痫和精神分裂症。

6. 不良反应

(1)循环系统的变化:主要表现为血压升高和心率增快。

(2)颅内压增高。

(3)呼吸抑制:表现为潮气量降低和呼吸频率减慢。

(4)精神神经症状:表现为麻醉苏醒期谵妄、躁狂、噩梦、幻觉和精神错乱等,严重者表现为抽搐和惊厥。

(5)暂时失明和复视。

(6)呼吸道梗阻和喉痉挛:呼吸道分泌物增多,引起呼吸道梗阻。

(7)急性胃扩张、恶心、呕吐:主要是由于上呼吸道分泌物和胃液增加,吞咽反射不消失,吞进大量的气体和液体。

第七节　全凭静脉麻醉

一、概述

全凭静脉麻醉(TIVA)是指完全采用静脉麻醉药对患者实施麻醉的方法。全凭静脉麻醉具有诱导迅速、麻醉过程平稳、无污染的特点。

二、麻醉诱导

静脉麻醉诱导适合多数常规麻醉,特别适合需要快速诱导的患者。可以单次静脉注射麻醉,也可连续静脉麻醉。麻醉药物的选择强调个体化原则,应考虑患者的实际情况,如体重、年龄、循环情况和用药,还应熟悉所用药物的峰效时间,按照合理的顺序并以适当的间隔给药。如果患者可能出现异常反应,可预注负荷剂量 10%~20%,观察患者的反应,来调整药物用量。对于老年和循环时间慢的患者(如休克、低血容量及心血管疾病)用药量应该减少,且注射应缓慢,同时密切监测心血管的变化。诱导时有些麻醉药注射会引起局部疼痛,在所注射的静脉麻醉药混入利多卡因可减疼痛的发生。

三、麻醉维持

利用麻醉连续滴注维持麻醉,完善的麻醉应做到意识消失、镇痛完全、肌肉松弛及自主神经反射抑制。

四、麻醉恢复

静脉麻醉患者苏醒时间和中央室(血浆)药物浓度密切相关。单次注药时,其药物浓度的降低主要取决于药物分布半衰期和消除半衰期。较长时间持续输注麻醉药物时,其血药浓度下降的快慢不仅取决于分布半衰期和消除半衰期,还与外周池延迟有关。因而提出了药物持续输注即时半衰期的概念,持续输注即时半衰期越小,其血药浓度下降越快,患者苏醒越迅速。患者麻醉良好的恢复除了迅速,还应该没有副作用,并尚存足够的镇痛作用。异丙酚恢复期,副作用最小。氯胺酮苏醒期常出现精神症状。患者在恢复期出现躁动首先应排除缺氧、二氧化碳蓄积、伤口痛及肌肉松弛药残余等原因;如果使用了吸入麻醉还应考虑洗出是否彻底。

第八节 肌松药的临床应用

肌肉松弛药简称肌松药,能够松弛骨骼肌,是全麻的主要辅助用药,主要用于全麻诱导气管插管和肌肉松弛维护。肌松药无镇静、麻醉和镇痛作用,因此肌松药不能在患者清醒时使用,更不能替代麻醉药和镇痛药。使用肌松药必须做辅助和控制呼吸,保证足够有效的肺通气量。肌松药也可用于 ICU 病房,主要用于患者自主呼吸和呼吸机之间的呼吸对抗。

一、肌松药在麻醉期间的应用

(一)在麻醉期间的应用

1. 用于气管插管。麻醉诱导时要求能迅速控制呼吸道,以防止反流误吸。肌松药的起效快慢直接影响全麻诱导时的气管插管时间。去极化肌松药琥珀胆碱(1mg/kg)静脉注射后 60s 即可做气管插管,是快速诱导气管插管常用的肌松药。目前用非去极化肌松药进行快速诱导气管插管有增多趋势,如维库溴铵、罗库溴铵、阿曲库铵等,一般非去极化肌松药快速诱导气管插管用量为 ED$_{95}$(95%的有效量)2~3 倍,其中维库溴胺心血管反应较后两者轻。罗库溴安是目前非去极化肌松药中起效最快,接近琥珀胆碱的起效时间。

2. 用于麻醉维持。在全麻中使用肌松药维持肌松,提高了麻醉的安全系数,手术操作得以在良好肌松条件下进行。麻醉维持多选用非去极化肌松药,且以中时效肌松药为主,目前常用的有维库溴铵、罗库溴铵、阿曲库铵。

3. 用于机械通气。在进行控制呼吸及辅助呼吸时,肌松药的应用可消除患者自主呼吸和机械通气之间的对抗,降低机体代谢,有利于增加心功能和呼吸功能的储备。

(二)肌松药的应用原则

1. 呼吸管理。所有肌松药对呼吸肌均有程度不等的抑制,使用肌松药前必须有能力保证患者的有效通气。应用肌松药最好行气管内插管和喉罩进行辅助呼吸或者控制呼吸,保证患者的呼吸通气量。患者必须恢复足够的通气量,能咳嗽、自行抬头,才能考虑拔除气管导管,让患者自主呼吸。

2. 起效时间和肌松强度。非去极化肌松药的起效时间与强度成反比。肌松强度弱的肌松药起效时间快,如中时效的罗库溴铵强度低,静注 1.5~3 倍 ED$_{95}$ 量,起效时间比等效量的维库溴铵快 50%,注药后 60~90s 即可气管插管;与其相反,肌松药强度最强的多库氯铵起效最慢。适当加大药量可缩短起效时间,但进一步增加剂量并不相应加快起效时间。

3. 预注量。为缩短非去极化肌松药起效时间可采用预注法,即在麻醉诱导开始,给予气管插管剂量的肌松药前,先静脉诱导 1/10~1/8 剂量的肌松药,数分钟后静脉注射余下的肌松药,起效时间可以提前,预注法一般可缩短肌松药的起效时间 30~60s。去极化肌松药琥珀胆碱静脉注射前 3min 也可预注 5~10mg,起自身除颤作用。

4. 肌松的维持。肌颤搐要求 100%的抑制。欲抑制气管隆突受刺激而引起的呛咳,要求强直刺激后单刺激肌颤搐计数在 3 个以下,肌松药追加量一般为初量的 1/5~1/3。间隔时间可参考肌松药消除半衰期的长短、肌松监测值和患者的情况来决定。吸入全麻药达到一定深度时也有肌松作用。

(三)肌松药的复合应用

1. 琥珀胆碱和非去极化肌松药:此两种不同类型的肌松药合用,其作用是拮抗的。

2. 非去极化肌松药的复合应用。

(1)前后复合应用:两种不同时效的肌松药前后复合应用,先用的肌松药影响其后加用的另一肌松药的时效。

(2)同时复合应用:复合的结果取决于肌松药的化学结构。目前使用的肌松药有甾类和苄异喹啉类,如化学结构为同一类的两种肌松药复合应用其作用相加,不同类的两种肌松药复合应用其作用协同。

(四)肌松药的不良反应

1. 自主神经系统作用。肌松药的不良反应,主要通过兴奋或抑制周围自主神经,或者组胺释放以及可能产生的血管活性物质导致血流动力学的显著变化。去极化肌松药如琥珀胆碱在去极化时产生的高钾血症,是引起心血管反应的常见原因。肌松药或多或少的兴奋或阻断神经肌肉接头以外的胆碱能受体。如自主神经节的烟碱样受体、副交感神经节后纤维的毒蕈碱受体,产生迷走神经阻滞作用。琥珀胆碱兴奋自主神经节,对其前已使用阿托品的患者可引起血压升高和心动过速,反之则引起血压下降和心动过缓,后者多见于儿童。非去极化肌松药一般阻滞胆碱能受体。在临床应用剂量范围,箭毒碱有交感神经节阻断作用。应用了三环类抗抑郁药可引起心动过速和房室分离。

2. 组胺释放。箭毒的组胺释放作用较强,可引起血压下降和心动过速。阿曲库胺的组胺释放量为箭毒的1/3,琥珀胆碱、阿曲库胺、泮库溴铵等在临床应用剂量范围内,组胺释放量均很小。维库溴铵、罗库溴铵、顺式阿曲库铵几乎不释放组胺。控制肌松药用量和缓慢静注可降低血浆组胺浓度和减少与组胺有关的心血管系统不良反应。使用组胺受体阻滞药,可防止肌松药的组胺释放。

二、影响肌松药作用的因素

(一)影响肌松药的药代动力学

影响肌松药在体内分布和消除者均可影响肌松药作用。增加与蛋白的结合量,增加细胞外液量,均可增加肌松药在体内分布容积,延缓由肾排泄。肝或肾功能损害,使肌松药在体内消除延缓,作用时效延长。非典型性假性胆碱酯酶影响琥珀胆碱和米库氯铵在体内的分解,使其作用延长。肝疾病由于增加了肌松药的分布容积和与蛋白的结合量,肌松药的初量可能较正常为大。经胆汁排泄和在肝内代谢的肌松药在肝疾病时消除延缓,追加量应减少,追加间隔时间延长。肾衰竭患者不宜使用经肾脏排泄的肌松药。琥珀胆碱在体内消除不依赖于肾功能。

(二)影响肌松药的药效动力学

1. 水、电解质和酸碱平衡:呼吸性酸中毒和代谢性碱中毒均增加箭毒碱和泮库溴铵的肌松作用,且使其作用不易为新斯的明拮抗;低钾血症和高钠血症可增强非去极化肌松药作用。低钙血症和高镁血症减少乙酰胆碱释放,增强非去极化肌松药作用。钙剂可拮抗肌松药与镁的协同作用。

2. 低温:低温对肌松药作用的影响与低温程度有关。

3. 年龄:婴儿和成人比较,维库溴铵的作用时间延长。老年人体液量减少和肾排泄减慢,肌松药用量应减少,但对肝、肾功能正常和应用不依赖肾功能消除的非去极化肌松药与成年人相似。

4. 神经肌肉疾病:重症肌无力患者对非去极化肌松药非常敏感,而对去极化肌松药相对不敏感,但后者容易发生Ⅱ相阻滞。肌无力综合征患者对去极化和非去极化肌松药都十分敏感。肌强直综合征患者对非去极化肌松药反应正常,但较正常人易发生术后呼吸抑制;而对去极化肌松药,可能引起全身性的肌肉痉挛性收缩而影响气道通畅和通气。家族性周期性麻痹患者应尽可能避免使用肌松药。对上、下运动神经元损害疾病,非去极化肌松药作用增强,而琥珀胆碱可能引起高钾血症。

5. 假性胆碱酯酶异常:假性胆碱酯酶由肝合成,肝疾病、饥饿、妊娠末期及产褥期,此酶量减少或活性降低;新斯的明、单胺氧化酶抑制药和某些抗癌药均可抑制该酶的活性;此外,该酶系的改变是由于遗传缺陷引起的。总之,假性胆碱酯酶量和质的改变均可影响琥珀胆碱的分解而使其肌松时效延长。

(三)药物相互作用

1. 吸入全麻药:吸入麻醉药增强非去极化肌松药作用,对去极化肌松药的相互作用较弱,异氟醚能增强琥珀胆碱的作用,恩氟醚和异氟醚可促使琥珀胆碱较早演变为Ⅱ相阻滞。

2. 局麻药和抗心律失常药:局麻药能增强肌松作用,普鲁卡因能增强琥珀胆碱作用,抗心律失常药奎尼丁有局麻作用,因此对非去极化肌松药和去极化肌松药有协同作用,能增强肌松药的强度和实效。β受体阻滞剂、钙通道阻滞药均可增强非去极化肌松药的作用。

3. 抗生素:许多抗生素能增强肌松药作用,但其增强机制因药而异。氨基糖甙类抗生素中以新霉素和链霉素抑制神经肌肉传导功能最强。庆大霉素、丁胺卡那霉素均可增强去极化和非去极化两类肌肉松弛药的作用。其增强作用有接头前和接头后的双重作用。

4. 抗惊厥药和精神病药:苯妥英钠对泮库溴铵、维库溴铵有拮抗作用。对用锂治疗的躁狂抑郁患者,琥珀胆碱和泮库溴铵阻滞增强。

三、肌松药的拮抗

肌松药在体内不断消除,血药浓度逐步降低,肌松药由神经肌肉接头部向血内转移,乙酰胆碱在该部位的相对浓度不断提高,使更多的胆碱受体从肌松药结合状态中游离出来而恢复正常功能。

增加乙酰胆碱浓度和延长乙酰胆碱作用时间,均可拮抗非去极化肌松药作用。抗胆碱酯酶药新斯的明,使较多的乙酰胆碱与非去极化肌松药竞争受体。新斯的明还可作用于接头前增加乙酰胆碱释放,且对胆碱受体有直接兴奋作用。抗胆碱酯酶药有一定的极限药量,如新斯的明用量达到 0.07mg/kg,拮抗效果不明显,必须考虑是否有其他原因(如影响肌松药作用的药物相互作用时间和肌松药在体内消除的因素),进一步加大药量不仅不能取得拮抗效果,相反可能增加不良反应。当4个成串刺激为25%时,拮抗效果较好。

呼吸性酸中毒加强非去极化肌松药的作用,且影响抗胆碱酯酶的作用。当二氧化碳分压大于 50mmHg 时,抗胆碱酯酶药失去拮抗残余肌松能力;代谢性碱中毒、低钾血症、高镁血症时残余肌松作用也同样难为抗胆碱酯酶药所逆转。低温时肌松药不易从神经肌肉接头处移出,抗胆碱酯酶药也难以进入神经肌肉接头。

为消除抗胆碱酯酶所引起的毒蕈碱样不良反应,须使用抗胆碱药,如阿托品和格隆溴铵,阿托品起效快,时效短,格隆溴铵的起效和时效在时间上和新斯的明相一致。格隆溴胺 7μg/kg 和新斯的明 0.035~0.07mg/kg 合用可减少心动过缓或心搏骤停的危险。老年人应用抗胆碱酯酶药应谨慎,尤其应用了洋地黄、β受体阻滞剂和三环类抗抑郁药的患者,抗胆碱酯酶药易引起心动过缓和心律失常。

抗胆碱酯酶药不能拮抗去极化肌松药作用,但当去极化肌松药发展为Ⅱ相阻滞,则抗胆碱酯酶药有拮抗作用。对去极化肌松药引起的去极化阻滞,进行有效的呼吸支持,避免呼吸性酸中毒和维护循环功能稳定,待肌张力自然恢复。非典型假性胆碱酯酶缺乏患者,可输新鲜血或胆碱酯酶制剂。

四、神经肌肉传递功能监测

目前临床上监测肌松药的最佳方法是使用神经刺激器,这是通过神经刺激器刺激周围神经干,诱发该神经支配肌群的收缩,根据肌收缩效应评价肌松药作用程度、时效与阻滞性质。除神经刺激器外,监测肌松药作用还靠直接测定随意肌的肌力(如抬头、握力、睁眼和伸舌)以及呼吸运动功能(潮气量、肺活量,每分通气量和吸气产生的最大负压)。但这些方法的缺点是:①受多种因素影响,如全麻深浅;②患者需清醒合作;③不能精确进行定量或定性评估。

(一)不同神经刺激模式的临床意义

神经刺激器是一个脉冲发生器,其产生刺激的基本单位是一个矩形脉冲波,脉冲波以不同的频率和方式组合。

1. 单次肌颤搐刺激

常用频率为0.1Hz和1Hz,肌松药消退过程中,肌颤搐的幅度由25%恢复到75%的时间称恢复指数, 它反映肌颤搐恢复速率。肌颤搐抑制95%以上可顺利完成气管插管;腹部手术需要肌颤搐保持90%以上;拮抗非去极化肌松药的作用一般应在肌颤搐恢复到25%以上才可以用。

2. 强制刺激

临床上将强直刺激引起的衰减和其后的易化用于鉴别肌松药阻滞的性质和阻滞的程度。常用频率为50Hz,持续刺激时间为

5s,如不出现衰减,可作为临床上随意肌恢复的指标。

3. 成串刺激(TOF)

给 4 个单刺激后分别产生四个肌颤搐, 分别为你 T_1、T_2、T_3、T_4,可以直接从 T_4 / T_1 值来评定阻滞程度,还可以根据有无衰减来确定阻滞性质,部分去极化阻滞,虽然 4 个肌颤搐幅度均降低,但 $T_4 / T_1 > 0.9$ 或接近 1.0。非去极化阻滞程度增加时,T_4 / T_1 值逐渐降低,当 T_4 消失时,约相当于单刺激肌颤搐抑制 75%,阻滞程度进一步加深 T_3、T_2、T_1 依次消失,这时分别相当于单刺激颤搐抑制 80%、90%、100%。$T_4 / T_1 > 0.9$ 提示临床上肌张力充分的恢复。

4. 强制刺激后单次刺激的肌颤搐计数(PTC)

在非去极化药完全抑制了单刺激和 4 个成串刺激引起的肌颤搐时,可进一步用PTC 来估计阻滞深度。

5. 双短强直刺激(DBS)

用于评定残余肌松。

(二)神经肌肉传递功能监测的临床应用

1. 单刺激用于确定超强刺激和气管插管时肌松程度监测。

2. TOF 用于气管插管时肌松的维持和恢复的监测及术后肌松消退的监测。

3. PTC 用于肌松无效应期维持深度肌松、预测单刺激、TOF 肌颤搐出现时间。

4. DBS 测定肌松消退和判断肌松残余。

有条件时,下列患者应监测神经肌肉传递功能,目的是了解肌松药的阻滞程度和残余情况,合理使用肌松药,尽可能避免肌松药的不良反应:①肝、肾功能障碍和全身情况差。②重症肌无力和肌无力综合征等肌松药效可能异常。③支气管哮喘和严重的心脏病。④过度肥胖、呼吸功能障碍和严重受损的患者。⑤长时间应用和持续静滴肌松药。

第十六章
麻醉技术在电抽搐治疗中的应用

　　电抽搐治疗技术在精神科治疗领域历经半个多世纪,仍为一种经典的、行之有效和安全便捷的治疗方法,在改善精神症状方面有着其他方法无可替代的作用。20 世纪 70 年代以前临床上所采用的电抽搐治疗是在无麻醉诱导和无肌肉松弛的基础上进行的,也就是所谓的传统电抽搐治疗技术。由于其在治疗前的瞬间患者的意识是存在的,患者对治疗时所带来的痛苦体验十分深刻。而且副作用多,如骨折、呼吸道综合征和心血管系统并发症等,故治疗范围狭窄。随着人们对电抽搐治疗的进一步认识,现已基本淘汰了传统的治疗手段,以改良性的电抽搐治疗(MECT)取而代之,即在全麻状态下进行危险性最小的医学操作。治疗前的诱导可以缓解患者对治疗的恐惧感,肌肉松弛剂的运用大大减轻了治疗对躯体的不利影响。改良性电抽搐治疗全过程中的医疗氛围充满了人道主义关怀,更为重要的是电抽搐治疗所带来的非常可靠的治疗效果,都是至今人们对电抽搐治疗技术兴趣始终保持不衰的原因。

　　现代电抽搐治疗中的麻醉处理方法有其特殊性。电击前后的生理变化、精神科药物与麻醉药物的相互作用、全麻药对电抽搐阈值的影响、苏醒期血流动力学的改变等,使其与手术室的日常麻醉工作有所不同。

第一节　电抽搐治疗麻醉前的评估

改良性电抽搐治疗是全麻下的医学操作，仍然有一定风险，为了减少医疗的风险,治疗前我们必须进行治疗前评估。

一、麻醉前评估的基本程序

(一)访视病人和参加术前讨论

麻醉前一日到病房访视病人,应进行必要的体格检查。除了麻醉前病房访视或通过门诊进行麻醉前评估外,必要时麻醉医师应参加治疗前讨论。

(二)熟悉病史、体格检查

病史包括现病史、药物史、过敏史、麻醉史、过去病史、家族史等。

(三)查看必要的实验室检查

血常规、尿常规、生化检查(肝、肾功能)、电解质。

(四)进行麻醉风险的评估

1. ASA 评估。

2. 肝功能评估。

3. 心功能评估。

4. 肝、肾评估。

(五)确定治疗前并存疾病的治疗

包括内科疾病的治疗,重点是麻醉最密切相关的心血管系统疾病如高血压、心功能不全等,呼吸系统疾病如肺部感染,内分泌系统疾病如糖尿病、甲亢等。内科疾患的治疗,可由专科医师来实施。

（六）治疗前确定麻醉方案

由麻醉医师根据以下内容确定病人治疗前用药的种类及剂量：

1. 病人的全身情况。

2. 治疗前病人用药情况。

3. 综合 MECT 精神科医师的意见。

（七）准备麻醉用具和急救药品

麻醉医师根据治疗前访视所掌握的情况拟定实施的麻醉方案，全面准备麻醉用具和急救药品，准备及安置必要的监测装置，这是提高麻醉安全性的重要步骤。

改良性电抽搐治疗的麻醉在麻醉科外进行，要求急救设备齐全。基本配置应包括多参数监护仪、麻醉咽喉镜、负压吸引器、气管导管、牙垫、口咽通气管及各种急救复苏用药。

二、术前评估内容和注意事项

（一）麻醉前访视和术前准备

1. 麻醉医师可通过与病人交谈，消除病人顾虑和紧张情绪，增加病人的安全感和信任。

2. 术前访视的另一个重要内容是取得家属的书面签字。

3. 术前禁食 8h，禁水 4h。由于精神疾病患者可能无法提供可靠的病史，此时需要医护人员和家属协助提供必要的病史，保证麻醉前禁食。

（二）病史和体检

1. 询问病人病史：主要是与麻醉问题有关的家族史，包括恶性高热、高脂血症、血友病、畸形、肌营养不良等。个人史包括吸烟、饮酒、过敏史、病毒感染及过去麻醉史。

2. 在全面体格检查的基础上重点检查：

（1）血压。

（2）口腔及咽部：询问牙齿是否有问题，做一个简单的口腔检查,看是否有牙齿松动和脱落,注意是否有假牙和其他一些器具。

(3)眼部检查。

(4)心肺听诊。

(5)脊柱。

(6)病人活动情况。

3. 根据常规的病史和体检,麻醉医生可对病人的一般状况做出正确的估计,一般评估的信息包括:

(1)计算基础代谢率。

(2)电抽搐治疗前药物的使用。

①激素、抗高血压药、洋地黄可用到术前。

②抗凝药、阿片类,应该停用。

③抗抑郁药的使用。绝大多数接受电抽搐治疗的病人都在服用三环类抗抑郁药、单胺氧化酶抑制剂等药物,也可能正在服用治疗并发症的药物。三环类抗抑郁药在神经末梢突触前阻断儿茶酚胺的吸收,导致循环中儿茶酚胺升高,如合用拟交感神经药如麻黄碱可导致病人发生剧烈的血压升高。三环类药物有抗组胺、抗胆碱能和镇静作用,能使心脏的传导减慢,与中枢性抗胆碱能药阿托品合用,会增加术后谵妄的发生率。单胺氧化酶抑制剂阻断单胺氧化酶,减慢去甲肾上腺素、5-羟色胺和多巴胺的代谢,导致神经递质在神经末梢蓄积,间接作用拟交感药能导致严重的高血压危象。这些病人如发生低血压,谨慎地使用拟交感药物,单胺氧化酶抑制剂会抑制肝微粒体内的活性,还会和阿片类药物发生相互作用产生过度的意识抑制,与哌替啶合用时可能会导致严重的甚至致命的兴奋,所以麻醉时禁用哌替啶。单胺氧化酶抑制剂与巴比妥类也有协同作用,减少诱导剂量。三环抗抑郁药和单胺氧化酶抑制剂的过度升压反应可导致高血压危象,需要停药2周。

④锂盐的治疗。锂用于治疗躁狂抑郁症及抑郁症复发患者,

其作用是阻断细胞膜 Na-K 泵,干扰 cAMP 产生。锂可使脑电图发生改变,肌松药作用时间延长,当锂浓度超过治疗浓度时,会延长苯二氮䓬类和巴比妥类药物的时效。服用锂剂病人在电抽搐治疗后认知障碍的发生率较高。

4. ASA 分级情况:

Ⅰ.正常健康。

Ⅱ.有轻度器质性疾病。

Ⅲ.有严重器质性疾病,肺活动受限,尚未丧失工作能力。

Ⅳ.有严重器质性疾病,已经丧失工作能力,经常面临生命威胁。

Ⅴ.生命难以维持,24h 濒死病人。

Ⅵ.脑死亡的病人。

5. 骨质疏松和其他导致骨质脆弱的疾病。

6. 电抽搐治疗可致眼内压升高,对视网膜剥离病人不利。

7. 其他的禁忌证还包括妊娠、长骨骨折、血栓性静脉炎。

(三)实验室检查

对于 MECT 治疗病人做全面的实验室检查有无必要还有争论,但目前对术前实验室检查的常规要求包括:

1. 血液分析

是每个病人的必要检查,一般要求 80~160g/L。

2. 检查电解质

特别是离子的测定,高钾血症的病人会因为使用琥珀胆碱伴随的高钾增加对心脏的毒性,低钾血症则会延长 MECT 治疗后麻痹和呼吸暂停的时间,因此,必须在治疗前予以纠正。低钠血症会引起自发性发作,必须在 MECT 治疗前予以纠正,尤其是急性和重症低钠血症。脱水在使用 MECT 的病人中也经常遇到,并会关联到其他电解质的失衡,尤其是高钠和高钾。脱水可以导致电休克发作阈值的增高。电解质的失衡较常发生在肾透析的病人身上,如果可能,尽量将MECT安排在透析后的第二天,以便充分监测和调整电解质浓度。

(四)肝功能、肾功能和心功能检查

1. 胸片检查。

2. 心电图检查。

3. 腹部多脏器 B 超。

4. 颅脑 CT。

尽管目前还没有数据表明电抽搐前评估和首次治疗之间的最适宜间隔是多长,但原则上治疗前评估在时间上应该越靠近治疗越好。由于要进行特定的会诊、实验室检查、病人和相关人员的沟通,以及其他的一些因素,评估需要几天的时间来进行。治疗小组应充分考虑到这段时间病人状况有可能发生的一些改变,从而进一步评估。

三、麻醉风险评估

(一)麻醉前评估

麻醉医师治疗前的估计应经常考虑两个问题:①病人是否在最佳身体状况下接受麻醉。②治疗给病人健康带来的好处是否大于因并存疾病所致的麻醉风险。

可能导致治疗病人术中、术后并发症和死亡率增高的危险因素,按其重要性列举如下:

1. 临床评估 ASA 超过Ⅲ级。

2. 心衰。

3. 心脏危险指数>25 分(Goldman 心脏危险指数)。存在近期心肌梗死、充血性心衰、瓣膜性心脏病和胸主动脉瘤等心脏或心血管疾病,需要在电抽搐治疗前治疗或请心血管医师会诊,以免病情恶化。

表 8　Goldman 心脏危险指数

危险因素	评分
第三心音和颈静脉扩张	11
6 个月内心肌梗死	10
非窦性节律和房性早搏	7
年龄 70 岁以上	5
急诊	4
胸、腹和主动脉手术	3
主动脉狭窄	3
健康状况差	3

注:高危>25 分,中危 6～25 分,低危<6 分。

4. 肺部疾病及胸片证实的肺部异常。

5. 心电图异常。

6. 进行电抽搐治疗可使嗜铬细胞瘤病人高血压危象的危险性增加,故一般不进行电抽搐治疗;起搏器和植入性电复律去颤器一般不受电抽搐治疗的影响,但在治疗前应该请心脏内科医生会诊。

7. 对于颅内肿瘤的病人,可能引起颅内压升高和脑疝。

(二)需要推迟 MECT 治疗的常见因素

1. 急性上呼吸道感染。

2. 共存疾病。

3. 进食和饮水。

4. 没有书面签字。

5. 必要的实验室检查缺乏。

(三)治疗前用药

应该强调麻醉医师的术前访视,可能是最佳的安慰剂,但常规合理应用治疗前用药是保证麻醉诱导平稳的重要环节。治疗前用药的目的包括：

1. 减少分泌物,主要应用抗胆碱能药物。
2. 减少恶心、呕吐,可应用胃长宁。

第二节　麻醉操作技术

为了防止精神和躯体伤害的发生,电抽搐治疗需使用麻醉和肌松药。电抽搐治疗的病人中如果出现食管反流和裂孔疝,治疗前使用枸橼酸钠、抗组织胺药和胃复安。电抽搐治疗的麻醉要求使病人遗忘、气道保持通畅、预防抽搐所致的身体损伤、减少血流动力学改变和苏醒平稳迅速。由于电抽搐治疗常需要进行多次,完整的记录有助于保证以后施行麻醉时更加合理和安全。

标准的监测包括心电图、无创血压、脉搏、血氧饱和度。在麻醉前使用不通过血脑屏障的胃长宁能减少电抽搐治疗导致的心动过缓及唾液分泌过多。在充分给氧去氮后,静脉注射麻醉药和肌松药,当达到充分肌松、并用纯氧通气后,开始电刺激诱导惊厥。如果病人患有裂孔疝或难以进行面罩通气时,应做气管插管。由于缺氧和高含量二氧化碳会缩短惊厥发作的时间,影响疗效,所以必须保证足够的通气量。外周的痉挛也可用肌电图监测,一般使用一只血压表袖带在注射肌松药前阻断一侧肢体的循环,观察抽搐时间。中枢的惊厥需用脑电图检测,中枢惊厥的持续时间可能比外周长。首次电抽搐治疗可能会多次刺激,需要补充麻醉和肌松药。治疗后面罩通气,直至病人清醒能维持充足的自主通气,如果发生持续的心动过速和严重高血压,则需要药物治疗。部分病人在电抽搐治疗后可发生氧饱和度下降,常规鼻导管给氧直至完全清醒即可。

巴比妥类药物是电抽搐治疗最常用的麻醉药物,如硫喷妥钠

1.5~3.0mg/kg 静脉注射，但心动过速和高血压多用异丙酚麻醉。依托咪酯也用于麻醉诱导，但可能延长抽搐时间；苯二氮䓬类可能会导致惊厥时间明显缩短。肌松药用于防止抽搐时的损伤，琥珀胆碱应用最多，亦可用短效非去极化肌松药。琥珀胆碱用量为 0.5mg/kg，达到能够预防抽搐损伤的最小量即可。

　　艾司洛尔和拉贝洛尔都能有效控制电抽搐治疗后的高血压和心动过速。有证据表明艾司洛尔可缩短惊厥时间。由于高血压、心动过速、室性早搏常是自限性的，一般不主张常规使用艾司洛尔和拉贝洛尔。

　　电抽搐治疗可能在几周甚至几个月内重复进行，需对使用的麻醉和肌松药进行精确的记录。为了使病人在刺激后产生预计的效果，每次麻醉应尽量保持一致性。病人对治疗的反应，如心律失常以及对 β 受体阻断剂的反应，对以后的治疗也可提供参考。

第三节　常用的静脉麻醉用药和方法

　　改良型电抽搐治疗选择麻醉剂应具备的条件为：①适用范围广、安全、效果可靠、可用于重症病人。②麻醉作用迅速而平稳，作用时间短，苏醒快而完全，无不适感。③诱导过程中血流动力学稳定，无心血管并发症。④使用方便，无需溶解和稀释。⑤效价高。

一、丙泊酚

　　丙泊酚又名异丙酚，是一种新型的快效、短效静脉麻醉药，苏醒迅速而完全，持续输注后无蓄积。目前普遍用于麻醉诱导、麻醉维持，也常用于麻醉中、手术后和 ICU 病房的镇静。

（一）理化性质

丙泊酚为烷基酚的衍生物,具有高脂溶性,室温下为油状,不溶于水。其乳剂内含1%的丙泊酚、10%的大豆油、2.25%的甘油、1.2%的纯化卵磷脂。制剂为白色乳状液体,pH值为7.0,稍有黏性,易于注射,在室温下稳定,对光不敏感。以氮气密封,用前震荡混匀,不能与其他药物混合静脉注射。如果需要静脉注射低浓度丙泊酚,可用5%葡萄糖水溶液稀释。应在25°环境中保存,不易冰冻。

（二）药代动力学

1. 分布和清除

单次静脉注射丙泊酚后,由于在体内迅速再分布,以及代谢与排泄,全血丙泊酚药物浓度很快下降。静脉注射诱导剂量2mg/kg,达麻醉时需要浓度为2~5μg/ml,血药浓度在1.5μg/ml以下苏醒,丙泊酚的初期分布半衰期为2~8min,按二室模型的研究显示半衰期为1~3h不等。根据丙泊酚的特性,只要更适合三室模型描述,其初期与慢相分布半衰期分别为1~8min和30~70min,消除半衰期为4~23.5h。半衰期长说明深部房室的灌注有限,从而导致丙泊酚回到中央室缓慢。由于丙泊酚能在中央室快速消除,故此药从深部缓慢反流时,对丙泊酚浓度的初期快速降低影响很小。

连续输注不同剂量的丙泊酚,按二室或三室模型评价其药代学,消除半衰期为4~7h,消除率为20~30ml/(kg·min),此数字超过了肝血流量,提示丙泊酚有肝外代谢。中央室的分布容积为20~40L,稳态表观分布容积为2~10L/kg。由于静脉输注的时间、剂量不同,在研究其药代学即时变化时,近来提出用静脉输注即时半衰期来表述,即在静脉连续输注过程中,在任何时间停止输注,血浆药物浓度下降一半所需要的时间。静脉输注即时半衰期更能准确反映临床麻醉的实际情况,这是因为半衰期的研究多是按单次静脉注射,不能据此推论不同时间连续输注时血药浓度的变化。据报道,连续输注丙泊酚8h,其静脉输注即时半衰期短于40min。因为用丙泊酚镇静和麻醉时,苏醒所需要的血药浓度降低一般小于50%,所以即便延长输注时间也能很快苏醒。

丙泊酚具有很强的亲脂性,故注入体内后能迅速而广泛地从血液分布到各器官和身体各部位的组织中。开始时为快速分布相,继为快速中间相,最后为缓慢地消除。在分布后的时相,丙泊酚浓度很快下降,平均半衰期为35~45min。所有患者均出现缓慢的终止相,此相反映丙泊酚从血液灌注缺乏区域如脂肪组织向血液回流再排除出体外的过程。丙泊酚到达峰效应的时间为92s。

丙泊酚的药代动力学参数受性别、年龄、体重、伴发疾病与同时所用药物的影响。女性的分布容积与清除率高于男性,但清除半衰期相似。老年人清除率低,中央室容积小。儿童的中央室容积大,清除率高。3岁以上儿童,其分布容积与清除率需按体重调整,3岁以下者,药代动力学参数应与体重成正比。其中央室与全身清除率较成人与大龄儿童要高。上述药代动力学参数的变化可解释儿童期剂量应增大的原因。

2. 代谢和排泄

丙泊酚在肝内葡萄糖醛酸和硫酸盐发生共轭作用,很快代谢为水溶性的化合物而经肾脏排泄。在尿内以原形排泻者不足1%,随粪便排泄则仅为2%。丙泊酚的代谢产物无药理学活性,故适合用于连续输注法静脉给药。由于丙泊酚的清除率超过肝血流量。故认为有肝外代谢和肾脏外排泄。在肝移植手术时无肝期的研究可确认此药有肝外代谢的,肺脏不是肝外代谢的场所。丙泊酚对细胞色素 P_{450} 有抑制作用, 从而会影响依赖此酶的药物代谢。丙泊酚的代谢与排泄很快,故苏醒期迅速而完全。

(三)药效学

1. 中枢神经系统

静脉注射丙泊酚诱导起效迅速,经过平稳,无肌肉不自主运动、咳嗽等副作用,较硫喷妥钠作用强,持续时间很短,苏醒快而完全,没有兴奋作用,是较理想的催眠性静脉全麻药。静脉注射丙泊酚 2.5mg/kg,经过一次臂脑循环便可发挥作用,90~100s 作用达到峰值。催眠作用的持续时间和剂量相关,2~2.5mg/kg 持续 5~10min。单次静脉注射的半数有效量(ED_{50})1~1.5mg/kg。年龄对 95%的有效诱导量(ED_{95})有明显影响,2 岁以下最高为 2.88mg/kg,随着年龄的增长而降低,因此老年人应减量。60 岁以下者诱导量平均为 2mg/kg,年轻者需用 2.25mg/kg,而 60 岁以上者 1.6mg/kg 足够。

丙泊酚对中枢的作用主要是催眠、镇静和遗忘。和硫喷妥钠不同之处是无镇痛作用,亚催眠剂量也不增强躯体对疼痛刺激的敏感性,故用于镇静较为理想。在外科手术时,如果丙泊酚是唯一的麻醉药,则必须用很快的静脉滴速才能避免觉醒。在不受刺激的情况下,静脉输注至少 2mg/(kg·h),血中浓度大于 $2\mu g/ml$ 才能达到遗忘。短小手术,丙泊酚麻醉后患者的情绪可能有变化,但较硫喷妥钠轻微。部分患者苏醒后常有安宁感,但也可以出现幻觉、角弓反张、性幻想。

麻醉后脑电图的变化与其他静脉麻醉药相似。静脉注射丙泊酚 2.5mg/kg 持续输注时脑电图初期为节律增加,继之为 γ 和 θ 频率,快速输注时可出现突发性抑制。脑电图功率分析显示诱导后振幅增加, 此后在血药浓度 $3\sim8\mu g/ml$ 无改变。血药浓度高于 $8\mu g/ml$ 时, 振幅明显降低,并有突发性抑制。脑电双频谱指数(BIS)反映中枢镇静的程度,指数与血药浓度相关良好,麻醉前清醒患者 BIS 一般在 90 以上,麻醉加深时可降为 0。丙泊酚麻醉时 BIS 指数降低,呈血药浓度依赖性抑制。BIS 在 63~51 时,有 50%~95%的患者对语言指令无应答。BIS 在 77 时 95%的患者无回忆。丙泊酚麻醉时 BIS 变化曲线与异氟烷和咪达唑仑的曲线大致相同。95%神志消失时 BIS 值为 50 或略低。

丙泊酚有抗惊厥作用,且为剂量依赖性,也有人认为可用于处理癫痫发作,与其他静脉麻醉药一样,丙泊酚对脑干听觉诱发电位无影响,但潜伏期延长,可使皮质的中潜伏期听觉电位振幅降低。研究显示清醒病人进入无应答状态后听觉诱发电位指数有突发性变化。而 BIS 指数不同,在给丙泊酚后随着镇静程度的加深和神智的逐渐消失,BIS 指数下降。对颅内压正常和升高的患者,丙泊酚均可降低颅内压,这对颅内手术有利,颅内压正常者,麻醉后颅内压的降低(30%)与脑灌注压稍下降有关。输注丙泊酚时脑血管对二氧化碳的正常代偿性反应和自动调节可保持,丙泊酚对于急性脑缺血具有保护作用,可降低脑代谢率。由于循环和呼吸系统的抑制,用于循环骤停后脑复苏的治疗可能有风险。

丙泊酚还能快速降低眼内压 30%~40%,较硫喷妥钠作用更为明显。

2. 呼吸系统

丙泊酚注药后先有短暂的呼吸急促,多不为人所察觉。然后呼吸成轻度抑制,呼吸减浅、变慢,潮气量、每分通气量和血氧饱和度均稍下降。但持续时间很短便很快恢复呼吸,一般不用处理。麻醉诱导后 25%~30%的病人出现呼吸骤停,若和阿片类药物并用呼吸骤停时间能长达 30s。且发生的机会增多,对此应予重视。即使短小手术,如人工流产内镜检查的麻醉时,亦应备有人工呼吸用具。在呼吸暂停前通常先为呼吸急促,潮气量明显减少,然后呼吸频率明显减慢,持续约为 2min,每分通气量明显降低,4~5min 才恢复,这说明丙泊酚对潮气量的影响较对频率的影响持续时间长。

在静脉持续输注丙泊酚 $100\mu g/(kg\cdot min)$ 时呼吸频率增加 20%,潮气量减少 40%,持续输出加倍时,呼吸频率无改变,而潮气量进一步减少。丙泊酚维持麻醉期间,呼吸对二氧化碳的反应减弱,二氧化碳反应曲线的斜度下降,对缺氧的反应也受抑制。丙泊酚诱导后,随呼吸的抑制,二氧化碳分压很快上升,二氧化碳分压一般下降不明显。

丙泊酚对喉反射有一定程度的抑制,由气管内插管引起的喉痉挛很少见,优于硫喷妥钠。对慢性阻塞性肺疾患的病人,丙泊酚有支气管扩张作用。

3. 心血管系统

诱导剂量的丙泊酚对心血管系统有明显的抑制,可使动脉压显著下降,静脉注射丙泊酚 2~2.5mg/kg,收缩压下降 25%~40%,舒张压与平均动脉压的变化也一样。动脉压的下降与心排血量、心脏指数、每搏指数和全身血管阻力的减少有密切关系。这种变化是由于外周血管扩张和直接心脏抑制的双重作用,呈现剂量和血药浓度依赖性。丙泊酚的血管扩张作用则可能是交感神经抑制和对细胞内平滑肌钙抑制的直接作用结果。和等效剂量的硫喷妥钠相比,丙泊酚的外周血管扩张作用更为明显,所以降压的程度也较硫喷妥钠显著。

诱导剂量对心率的影响不明显,心率可稍快,但持续时间很短,心率的改变较硫喷妥钠少,丙泊酚可抑制压力感受器反射,减弱低血压的心动过速反应。对窦房结功能、房室传导和室内传导均无直接所用。

在丙泊酚静脉输注麻醉维持期,收缩压一般较麻醉前降低 20%~30%。静脉输注 $100\mu g/(kg \cdot min)$ 时,全身血管阻力显著降低,甚至可达 30%,心脏指数与每搏指数无改变。若术前给阿片药,术中复合氧化亚氮,丙泊酚 $54\mu g/(kg \cdot min)$ 和 $108\mu g/(kg \cdot min)$ 麻醉时,全身血管阻力无明显降低,而心排血量与每搏量减少。是丙泊酚抑制交感神经活性和压力感受器反射减弱的缘故。在高碳酸血症时,交感神经的反应容易维持,增加丙泊酚速度 $108\mu g/(kg \cdot min)$,动脉压下降的程度仅增加约 10%。由于此药对心肌的抑制和外周血管扩张作用均为血药浓度依赖性,故连续输注对血压的影响较诱导时轻微。丙泊酚维持麻醉时心率可增加,减慢或保持不变。心肌血流与心肌氧耗量明显减少,提示心肌整体氧供需保持平衡。

丙泊酚对心血管系统的抑制作用与患者年龄和注药速度有关。同样剂量的老年人可能发生严重低血压,而青年人则较轻微。

4. 肝肾功能

丙泊酚对肝功能无影响,麻醉后肝脏酶(天门冬氨酸转氨酶、谷丙转氨酶)和血浆碱性磷酸酶均没有明显变化。除钠离子排泄稍减少,对肾功能无影响。

5. 肾上腺皮质功能

单次静脉注射或连续输注丙泊酚不影响皮质甾体的合成,对肾上腺皮质功能无影响。

6. 血液学

丙泊酚不影响血液与纤维蛋白溶解功能。对体内凝血机制也无影响。但乳剂本身可能降低血小板的凝集程度。血糖可能轻度升高。

7. 过敏反应

丙泊酚引起的过敏反应可能是由异丙基侧链引起的类过敏反应。

8. 抗呕吐作用

丙泊酚有较明显的抗呕吐作用,一次静脉注射 10mg 可用于处理术后呕吐。丙泊酚麻醉清醒后抗呕吐的效果仍然维持数小时,此外,小剂量的丙泊酚尚可治疗胆汁性瘙痒。

9. 副作用和不良反应

诱导时最明显的副作用是呼吸和循环抑制,呼吸暂停现象较常见,联合用阿片类药物时呼吸暂停时间延长,且可增强丙泊酚降低动脉压的作用。其他副作用还有注射疼痛、血栓性静脉炎、肌阵痉。注射疼痛较依托咪脂少。疼痛部位主要在手臂和腕部小静脉穿刺部位处,前臂和肘窝较大静脉疼痛较少。丙泊酚乳剂配方对静脉的刺激性较过去含乙醇的制剂轻微,先静脉注射利多卡因能有效预防此种疼痛,注射速度无影响。四肢肌阵痉现象比硫喷妥钠多,一般不需处理很快会消失。丙泊酚与硫喷妥钠不同,误注入动脉或血管外,不会造成肢体坏死或组织损伤。

丙泊酚麻醉可能会导致全身感染增多,抑制对金黄色葡萄球菌和大肠杆菌的吞噬作用和杀伤作用。

(四)MECT 中的应用

丙泊酚的作用时间短,在体内消除快、苏醒迅速而完全,单次注射适用于麻醉诱导及小手术操作的麻醉镇静。持续输注适合于麻醉维持。诱导剂量 1~2.5mg/kg,成人未给术前药者为2.25~2.5mg/kg,术前给阿片类和苯二氮䓬类药者应酌减。60 岁以上诱导量,给术前药者为 1mg/kg,未给术前药 1.75mg/kg,儿童诱导量需增加,2~3mg/kg,丙泊酚麻醉后苏醒很快,精神运动功能的恢复较迅速。丙泊酚有抗呕吐作用,麻醉后恶心呕吐较其他麻醉诱导药物显著减少。在无抽搐电痉挛治疗中,丙泊酚诱导剂量酌减,患者进入睡眠状态剂量1mg/kg。

二、依托咪酯

依托咪酯为咪唑类衍生物,催眠性静脉麻醉药。对呼吸循环影响轻微,诱导与苏醒较快,相对安全,临床应用较多。

(一)理化性质

依托咪酯为咪唑的羟化盐,只有左旋异构体才具有催眠效果。其盐易溶于水,但不稳定,仅在 24h 内可安全使用。商品制剂溶于脂肪乳中,为 0.2%依托咪酯 10ml。

(二)药代动力学

1. 分布与清除

静脉注射后很快进入脑和其他血流灌注丰富的器官,其次是肌肉内,脂肪摄取较慢。注药后 1min 脑内浓度达到峰值,病人便进入睡眠状态,然后很快从脑向其他组织转移。催眠作用与脑内药物浓度成线性相关。脑内药物浓度下降后病人迅速苏醒。

单次静脉注射依托咪酯 0.3mg/kg,血浆药物浓度立即上升,然后快速下降,呈双相状态,及动力学变化符合开放三室模型。初期分布半衰期为 2.7min,再分布半衰期为 29min,消除半衰期各家报道不一,为 2.9~5.3h,肝脏清除率很高,达到 1.8~25ml/(kg·min),摄取率 50%~90%。因此,影响肝血流的药物会改变依托咪酯的消除半衰期。此药在体内的再分布是影响时效的重要因素,肝功能异常催眠作用时间无明显变化。但肝硬变的患者分布容积加倍。而清除率无改变,所以消除半衰期相应延长。依托咪酯的稳态分布容积为 2.2~4.5L/kg。随着年龄的增加,初期分布容积减少,清除率降低。消除半衰期相对短,而清除相对快,使依托咪酯即适合单次注射和重复给药,也适宜连续静脉输注。

依托咪酯进入循环后,有 76.5% 与血浆蛋白结合,血浆白蛋白减少,游离部分增多,药效增强。低蛋白血症病人,结合量减少,会出现麻醉作用加强的现象,剂量需要酌减。

2. 代谢与排泄

比药的代谢过程是借助各种酯酶的作用,在肝脏和血浆内迅速水解。其主要代谢产物为羧酸。注射后 7min 代谢产物既可在血浆内达到峰值。依托咪酯在体内代谢的速度很快,其时效短,不仅和药物在体内分布有关,更主要是迅速水解代谢的缘故。2%~3%以原形随尿排泄外,85%的代谢产物随尿排泄,仅 13%的代谢产物经胆系排泄,此外还有少量依托咪酯经氧化脱羧基作用,代谢为苯乙醇酸和苯甲酸由泌尿系统排泄。

(三)药效学

1. 中枢神经系统

依托咪酯起效非常快,病人可在两次臂-脑循环时间内迅速入睡。强度约为硫喷妥钠的 12 倍。诱导期安静、舒适、平稳、无兴奋且有遗忘作用。

未用术前药的成年病人,其最小麻醉剂量为 0.25mg/kg,但临床推荐剂量为 0.3mg/kg。在临床剂量范围内,7~14min 自然苏醒,较硫喷妥钠的苏醒时间明显短。依托咪酯无镇痛作用。麻醉维持期间血浆药物浓度为 300~500ng/ml,镇静浓度为 150~300ng/ml,清醒浓度为 150~250ng/ml,此药的作用机制还未完全阐明,由于 GABA 拮抗药可对抗依托咪酯的作用,故或许和 GABA-肾上腺能系统的作用有关。

依托咪酯在不影响平均动脉压的情况下,脑血流减少 34%,使脑氧代谢率降低 45%。脑灌注压稳定或稍增加,有利于脑的氧供/需的比值提高。颅内压增高的患者用此药麻醉至脑电波呈突发性抑制时,颅内压下降 50%。优点是颅内压降低时平均动脉压并不下降。麻醉时脑血管的反应性不消失,理论上过度通气能降低颅内压。麻醉时脑电图的变化和硫喷妥钠相似,初期波幅增加,伴有突发性的 β 波,然后为 δ-θ 波混合,在突发性抑制前 δ 波占优势。麻醉中致癫痫病灶的脑电活动增加,这有助于外科摘除病灶的手术为癫痫灶定位。注射依托咪酯睡眠开始时的脑电图有兴奋现象,其程度与频率接近等效量的巴比妥,麻醉前用药应给阿片类以消减这种作用。

2. 心血管系统

此药对心血管功能的影响很小,静脉注射 0.3mg/kg 可使动脉压轻度下降,末梢阻力稍减小,心排血量和心脏指数稍增加,心率略减慢,其最大效应发生在注药 3min 时。易保持心血管系统稳定是依托咪酯的突出优点之一。此药对心率无明显影响,对冠状血管有轻度扩张作用,使其阻力减小,血流增加、心肌耗氧量降低,心肌收缩力一般无明显改变,这有利于心肌氧供和血供受损的病人。对于不能借助冠状血管自动调节功能以增加心肌血供者很重要。临床实践证实,瓣膜病、冠心病等心脏病病人静脉注射0.3mg/kg后,循环系统稳定,中心静脉压、平均动脉压、平均肺动脉压均无明显改变。但二尖瓣和主动脉瓣病患者平均动脉压下降约20%,较无心瓣膜病明显。

依托咪酯麻醉时血流动力学稳定,这与其对交感神经系统和对压力感受器的功能没有影响有关。无镇痛作用,不能消除放置喉镜和气管内插管儿的交感反应。

3. 呼吸系统

静脉注射依托咪酯诱导后,大多数病人先是过度通气状态,持续时间很短,然后转平稳,一般认为此药对呼吸系统无明显抑制作用。用较大剂量或注射速度过快,偶有呼吸骤停,个别长达40s,但亦有报告用一般剂量后,呼吸暂停发生率高达30%,平均持续30s,由于紧接着注射肌松药、气管插管均同时用密闭口罩加压给氧,故一般无临床意义。必要时用手压胸部人工呼吸数次,或以呼吸囊辅助呼吸,便可使自主呼吸迅速恢复。

依托咪酯与巴比妥类静脉麻醉药类似,均对延髓呼吸中枢有抑制,但程度显著轻,呼吸对 CO_2 的反应和通气的驱动减弱。但是,不管在任何 CO_2 张力条件下,依托咪酯麻醉后的通气量均大于巴比妥,提示 CO_2 并非刺激通气的唯一原因。因此,欲保持自主呼吸时采用依托咪酯诱导有许多优点。

麻醉诱导后咳嗽和呃逆并不常见, 发生率较硫喷妥钠高,持续时间短,一般不影响麻醉过程。

4. 肾上腺皮质功能

依托咪酯对肾上腺皮质功能有一定抑制,但单次注射和短时间应用对肾上腺皮质功能并无明显影响。长时间给药如 ICU 病人的镇静,脑外伤病人降低颅内压,神经外科手术及手术后应用,由于依托咪酯对肾上腺皮质功能的抑制,死亡率可能增加。一般认为此药对肾上腺皮质类甾体的合成有抑制作用。

依托咪酯可逆性抑制 11-β-羟化酶将 11-脱氧皮质醇转化为皮质醇,对 17-α-羟化酶的影响很小,其结果是皮质醇的前体 11-脱氧皮质醇与 17-羟孕酮,以及促 ACTH 增多。依托咪酯产生的对 11-β-羟化酶和 17-α-羟化酶合成皮质醇和醛固酮的阻断作用,可能与依托咪酯结合细胞色素 P_{450} 酶形成的游离咪唑基有关,导致人体甾体生成所需要的维生素 C 的再合成被抑制。阻断细胞色素 P_{450} 依赖性的 11-β-羟化酶也可使盐皮质激素的生成减少及中间体 11-脱氧皮质酮增加。依托咪酯麻醉后补充维生素 C 能将皮质醇水平恢复正常。单次静脉注射依托咪酯也会出现肾上腺皮质功能轻度抑制现象,但这种抑制都是暂时的。皮质醇水平较诱导前降低,但依然在正常范围内,且麻醉后数小时很快恢复。依托咪酯诱导数百万例的临床经验,并没有发现不良后果,麻醉手术中强烈的应激反应,有助于抵消这种肾上腺皮质功能的暂时性抑制。曾有报道连续静脉输注依托咪酯者血浆皮质醇、醛固酮均降低,而用硫喷妥钠增高,且明显高于依托咪酯麻醉的病人。此外,依托咪酯也可抑制催乳素的产生,激素在外科手术后和在应激反应时升高,提示依托咪酯麻醉后病人的应激能力下降。因为血浆醛固酮水平也降低,故对于长时间或应激反应剧烈的手术,是否应补充肾上腺皮质激素值得研究。

5. 相互作用

依托咪酯轻度增强非去极化肌松药的神经肌肉阻滞作用。血浆胆碱酯酶活性低的病人,在依托咪酯诱导后再给琥珀胆碱,后者的作用会明显延长。精神抑制药、镇痛剂、酒精可增加依托咪酯的催眠效果。

6. 其他影响

依托咪酯快速降低眼内压,静脉注射 0.3mg/kg,可使眼内压下降达 30%~60%,持续约 5min。

依托咪酯麻醉后会发现肝功能试验有异常改变,麻醉时肾灌注量并不减少。依托咪酯不促进组胺释放,偶有头、颈和躯干上部出现红疹。

7. 不良反应

依托咪酯抑制肾上腺皮质合成 11-β-羟化酶, 大剂量抑制 β-碳链酶。单剂量使用依托咪酯可使肾上腺皮质对刺激的反应减慢 46h。依托咪酯给药后可能有恶心、呕吐及不自主运动。有时出现咳嗽、寒战。依托咪酯脂肪乳注射液所致的注射部位疼痛发生率较低。麻醉前应用安定类药物可有效预防恶心、呕吐及注药后不自主肌肉运动。

(四)MECT 中的应用

依托咪酯属于快速作用的静脉麻醉药,因缺乏镇痛作用,故只用于麻醉诱导。此药麻醉循环稳定,呼吸抑制轻微,安全界限较大,ED_{50}/LD_{50} 为 26.4,而硫喷妥钠仅为 4.6,这些特点在快速诱导药物中是唯一的。所以,依托咪酯适合于心血管疾病、呼吸系统疾病、颅内高压等疾病,以及不宜采用其他药物的患者实行麻醉诱导。

依托咪酯诱导剂量为 0.2~0.6mg/kg,一般剂量为 0.3mg/kg,起效快,持续时间与剂量相关。在无抽搐电痉挛治疗中,依托咪酯诱导剂量酌减,患者进入睡眠状态剂量为 0.15mg/kg。

(五)注意事项

1. 依托咪酯不宜稀释使用。

2. 中毒性休克、多发性创伤和肾上腺皮质功能低下者,给予适量氢化可的松。

3. 依托咪酯不具有止痛作用,如果用于短期麻醉,强止痛剂如芬太尼必须在依托咪酯使用前或同时给药。

三、硫喷妥钠

(一)理化性质

硫喷妥钠中加入 6%无水碳酸钠作为缓冲剂，用于麻醉诱导，使用时用 0.9%氯化钠和注射用水配制成 2.5%的硫喷妥钠溶液，缓冲剂的作用是在大气环境下保持巴比妥盐溶液为适当的碱性(pH 值为 10~11)，可防止产生游离酸而沉淀。所以制剂不能用乳酸钠林格注射液稀释，也不能和酸性溶液相混合。在注入硫喷妥钠后，间隔 30s 自同一静脉再注入肌松药可避免发生沉淀。

硫喷妥钠是淡黄色、非结晶粉末，味苦，有硫臭气味。2.5%~5%水溶液的 pH 值为 10.6~10.8，呈强碱性，2.8%水溶液为等渗，安瓿瓶内充以氮气，以避免吸收二氧化碳形成游离酸。水溶液不稳定，一般可保存 24~48h。

(二)作用机制

γ-氨基丁酸和巴比妥类最可能的作用点是在人体中枢神经系统内。GABA 是主要的抑制性神经递质，其受体是一种低聚物的复合体，至少还有 5 个蛋白亚单位，集合形成 GABA 受体及相关的氯离子通道，以及巴比妥酸盐、苯二氮䓬类、甾类与印防己毒素结合点。GABA 受体的激活可使氯离子通过离子通道的电导增强，使神经细胞膜产生高极化状态，因而抑制突触后神经元的兴奋性。所以将 GABA 受体称为配体闸门的氯离子通道。巴比妥能增强和模拟 GABA 的作用，当与受体结合后，此类药物可减少 GABA 与受体的解离，同时能使离子通道开放的频率和时间延长。给予稍高于临床浓度的巴比妥类药物，甚至在无 GABA 时，也能直接激活氯离子通道，巴比妥能增强 GABA 的作用，故出现镇静与催眠效果。在稍高浓度时可产生麻醉作用。

(三)药代动力学

1. 分布与清除

静脉注射后经过一次臂–脑循环时间发挥所用。这是因为此药具有很高的脂溶性,与中枢神经系统有特殊的亲和力,且脑血流丰富。由于此药脂/血分配系数很高,且很少离子化,故易透过血脑屏障,作用于中枢神经系统。

硫喷妥钠在体内的分布,大致分成三个阶段。

第一阶段:静脉注射后很快与中心静脉血混合,首先到达血流灌注丰富的内脏器官。注药 1min,55%的药物进入脑、心、肝、肾等组织,28%进入肌肉等组织,脂肪吸收 5%,而血浆只剩 12%。药物在体内分布借助于血流和在组织中的分子扩散作用,这与组织血流灌注程度、药物亲合力以及药物在血液和组织中的浓度有密切关系。血液灌注量多而组织容量低的脑组织很快与血中高浓度的硫喷妥钠达到平衡,进入麻醉状态。

第二阶段:药物由于浓度差,经血流再分布于血流灌注少而缓慢,但组织容量大的肌肉、结缔组织、骨骼和皮肤内,使脑内药物浓度迅速减少。注药后 30min,只有 5%的药物存留于脑等内脏器官,脂肪的含量升高至 18%,而肌肉组织内高达 75%~80%。这一再分布过程使约 80%的药物由内脏器官转移至肌肉等组织。速度很快,以致脑内浓度峰值仅能维持 5min。20min 后脑内仅剩 1/10,30min 时,脑内峰值的 96%已转移出去,肌肉内浓度达到高峰时,脑内浓度也显著降低,于是病人很快苏醒。所谓超短作用时间,并非因其在体内迅速破坏和排泄的关系,而是由于再分布的结果,故称为速效巴比妥类较为确切。

第三阶段:这一阶段为脂肪摄取阶段。脂肪组织血流很少,开始时分布极少,药物由内脏器官向肌肉转移时,其含量也随之增多,在 2.5~6h 浓度达到峰值,这时肌肉中的浓度反而显著降低。大约 8h 体内达到平衡时,脂肪中含有 60%,内脏中含 4%,除已代谢外,其余在肌肉等组织内。硫喷妥钠亲脂性虽很强,但脂肪的血流灌注少,含药量在初期并不多,直到中枢神经系统药效减弱时才逐渐升高。储存在脂肪中的硫喷妥钠再缓慢释放出来,使病人苏醒后又有较长时间的睡眠。由此可知,脂肪丰富的病人,麻醉后体内聚集量最多。在计算硫喷妥钠诱导量时,肥胖者应与同龄正常体重相同,而不应绝对按体重计算,否则会导致脑和呼吸、循环系统严重抑制。低血容量的病人,药物在血浆被稀释程度低,又因肌肉血管代偿性收缩,故进入脑内药物浓度高,向肌肉转移减慢,于是脑/心抑制加重,这类病人应禁用或限制剂量。

采用间断注射和连续静脉滴注硫喷妥钠时,在体内的分布状况与单次静脉注射完全不同。在血液、脑和其他器官内的浓度很容易达到平衡。难以从脑和血液内移出硫喷妥钠。这种变化导致消除减慢,半衰期延长。所以连续滴注法容易过量,且苏醒时间延长。

2. 代谢与排泄

硫喷妥钠除微量(0.3%)通过肾脏原形排泄,大部分在肝内经微粒体酶代谢,肌肉参与部分代谢。这说明肝脏对硫喷妥钠的代谢有重要作用。硫喷妥钠麻醉后,神志完全恢复至少 8h,24h 内不能做驾车等精细动作。其代谢产物经肾脏和消化道排泄,一般需6~7d。

(四)药效学

1. 中枢神经系统

硫喷妥钠的中枢作用部位主要在大脑皮质和网状结构,抑制后者的上行激活系统,降低皮质的兴奋性,并直接影响皮质的多突触传导;对小脑、前庭和脊髓的抑制作用弱,静脉注射后 15~30s 神志消失,大约 1min 后可达最大效应,15~20min 初醒后,睡眠可持续 3~5h,脑电图的变化类似自然睡眠,有清醒状态时的 α 波形变为 δ 和 θ 波,直至出现爆发抑制,最后成平台状,恢复正常需要 48h。硫喷妥钠对脑氧代谢率呈剂量依赖性,当脑电图成平台状时,抑制达最大限度(55%)。脑血流与颅内压呈平行性下降,前者约减少 48%,后者可降低 50%左右。若用药发生呼吸抑制,由于二氧化碳蓄积和脑血流增加,反而使颅内压增高。此外,硫喷妥钠可提高大脑皮质神经元的兴奋阈,有抗惊厥作用。

2. 呼吸系统

硫喷妥钠等巴比妥类药物对呼吸中枢有明显的抑制,其程度和持续时间与剂量、注药速度、术前用药有密切关系。呼吸的频率和深度均受影响,但主要是潮气量减少,和阿片类药物不同,后者主要是呼吸变慢。硫喷妥钠诱导时呼吸暂停有时能持续 30s,尽管呼吸在数分钟内能恢复正常,但高碳酸血症与低氧血症可持续较长时间。麻醉后,呼吸中枢对二氧化碳的敏感性降低,在深麻醉时呼吸的维持不得不依靠缺氧对颈动脉体和主动脉体的刺激,反射性使呼吸恢复。麻醉加深反射受抑制,呼吸完全停止。给氧后,缺氧虽改善,但控制呼吸应稍停数十秒,待呼吸中枢的敏感性恢复和体内二氧化碳足以使其兴奋时,自主呼吸才恢复正常。

呼吸的变化受多种因素影响。如阿片类药物能加重呼吸抑制,并进一步降低呼吸中枢对二氧化碳的敏感性。病情危重和心肺功能受损的病人以及婴幼儿,呼吸抑制的发生率高且严重,应视为相对禁忌证。硫喷妥钠麻醉时,手术刺激可使呼吸加深、加快,有时出现肢体挣扎;停止操作后,呼吸迅速变浅,甚至通气量也不需要监测。若试图增加剂量来消除疼痛反应则有危险,必然导致呼吸严重抑制。因此,硫喷妥钠并不是理想的静脉全麻药,仅能用于麻醉诱导,或与其他镇痛性强的麻醉药如氧化亚氮连用。

硫喷妥钠诱导后唾液分泌增多少见,支气管儿痉挛或喉痉挛不多见,这种副作用常在浅麻醉下实行气管内插管,或置入通气道与喉罩时引发,此时喉反射与气管反射不受抑制,若与等效量的丙泊酚相比,硫喷妥钠诱导后喉反射更为活跃。既往认为支气管哮喘病人不宜用硫喷妥钠,现知是安全的选择。但不像氯胺酮,无支气管扩张作用。

3. 循环系统

硫喷妥钠麻醉时对循环系统有明显的抑制,对心血管的影响,主要是静脉系统扩张和末梢循环瘀血,同时心肌收缩力抑制,但其程度较挥发性全麻要轻。对心肌收缩力的抑制可能与心肌细胞的钙转运被阻断,或一氧化氮通路改变有关。硫喷妥钠等静脉麻醉药可减弱神经元一氧化氮合成酶的活性并干扰肌纤维膜钙流入,减少肌浆内的钙释放,抑制心肌细胞内钙离子释放通道因子,诱发肌浆内钙流出,从而使心肌收缩力降低。

静脉注射后心率稍增快。进入麻醉状态后,收缩压与心脏指数明显下降,深麻醉时下降25%左右,说明心排血量不同程度减少。每搏量较心排血量所受的影响尤为明显,与代偿性心动过速有关。随着麻醉的加深,平均动脉压出现降低,而且注射速度越快,下降的幅度越大。即使小剂量也可能造成明显的循环抑制,应该特别注意给药速度。

心肌耗氧量因心率增快而增加。当主动脉压相对无改变时,冠状动、静脉压差保持正常,这是因为冠状血管阻力与心肌血流的增加成比例的降低。但当动脉压明显下降时冠状血流减少,对于心肌供血不全或心动过速的病人不易采用硫喷妥钠麻醉。高血压的患者,不管是否经过治疗,此药的降血压作用都较正常血压的人明显,曾应用β-受体阻断药可能加重低血压。心肌的应激性一般不受影响,麻醉时偶有心律失常,主要是缺氧和二氧化碳蓄积的缘故。

循环系统的变化是药物对心脏尤其是左心室的直接抑制和对延髓血管运动中枢的影响。血压下降的原因,一方面是心排血量减少,另一方面是交感神经受抑制而使周围血管扩张、血液由中央区分流到末梢的结果。一般病人可通过脑、肝、肾的内脏血管收缩和心率加快来代偿血管的扩张,血压降低不显著,全身血管阻力不变,甚至升高。但对缩窄性心包炎、严重瓣膜狭窄、冠状动脉狭窄等心功能不全,以及严重高血压和血容量不足的病人,硫喷妥钠虽非绝对禁忌,应用时应小心谨慎,稀释成 1.25%~2% 的溶液静脉注射,严格控制剂量和注射速度。

4. 肝肾功能

临床剂量对肝功能无明显影响,但大剂量时术后肝功能可轻度抑制,数日内自行恢复,这种情况很难与缺氧引起的肝功能轻度抑制相区别。肝功能差的病人,麻醉后嗜睡时间可能延长。麻醉中因低血压导致肾血流降低,尿量减少,可能是与麻醉时垂体抗利尿激素分泌增多有关。对肝、肾功能的影响,一般无临床意义。

5. 代谢与内分泌

麻醉后血糖浓度轻度升高,葡萄糖耐量试验受损,但血清胰岛素水平无变化,糖尿病患者并不禁忌。巴比妥类药使皮下及骨骼肌血管扩张,由于热量丢失,可导致术后寒战。血浆皮质醇浓度降低,硫喷妥钠不能防止手术应激反应的肾上腺皮质兴奋现象。

6. 子宫和胎儿

硫喷妥钠对妊娠子宫既不增强也不抑制其张力。静脉注射诱导量达 6mg/kg,对剖宫产的胎儿无影响,但 8mg/kg 对胎儿有抑制。分娩时脐带血药浓度仅为母体浓度的 1/2,此药在母体与胎体的再分布可避免胎儿脑与脊髓血药浓度过高,剖宫产在硫喷妥钠和氯胺酮诱导后 10min 内取出胎儿尚安全。硫喷妥钠诱导后剖宫产的新生儿,其一般情况好于咪达唑仑诱导者,但神经行为不如氯胺酮和硬外麻醉下阴道分娩。另有报道指出硫喷妥钠易通过胎盘,新生儿对此药敏感。

7. 药物相互作用

服用中枢性抑制剂如乙醇、抗组胺药、异烟肼、单胺氧化酶抑制剂,将使硫喷妥钠的中枢抑制作用增强。同时给予氨茶碱

5.6mg/kg 能减弱硫喷妥钠的镇静程度与缩短其作用时间。长期给予巴比妥类药物能诱导肝微粒体的药物代谢酶。可加速其本身与其他依赖细胞色素 P_{450} 系统代谢酶的代谢作用。实际上巴比妥类药是一种酶诱导剂。

8. 其他

硫喷妥钠麻醉时胃肠道功能无变化。因贲门括约肌松弛,胃内容物容易反流,误吸会造成窒息。麻醉后眼内压下降,对内眼手术有利。脾脏增大,血液中有形成分转移至脾,因而红细胞计数可能减少。麻醉剂量的硫喷妥钠对肿瘤免疫有一定影响,致使白细胞吞噬肿瘤细胞的功能抑制,降低了身体防御能力。

9. 副作用与不良反应

硫喷妥钠可致肌肉轻度兴奋性运动,如肌张力亢进、肌震颤和抽搐、咳嗽等呼吸兴奋现象,麻醉诱导前给予阿托品可减轻,而麻醉前给东莨菪碱和吩噻嗪类药物则使其增强。麻醉后恶心、呕吐少见。

此药呈强碱性,对静脉管壁有刺激性,往往在手术后 3~4d 发生静脉炎。2.5%的溶液极少引起血栓形成和血栓性静脉炎。误注入血管外则产生疼痛、肿胀、红斑、硬结、溃疡,甚至皮肤坏死。误注入动脉后果极为严重,病人上肢会立即产生剧烈的烧灼样疼痛,皮肤苍白,脉搏消失,继而出现一系列局部急性缺血的体征如溃疡、水肿、手指青紫、肢体坏死,是化学性动脉内膜炎并形成血栓的缘故。应立即由原动脉注射普鲁卡因,并做臂丛和星状神经节阻滞,以解除动脉痉挛,改善血液循环。肝素抗凝可治疗和预防血栓形成。硫喷妥钠的过敏反应极少,往往将注药过量和注射速度过快造成的严重低血压误认为过敏。注药过程中常见前胸和颈肩部有红斑,或许和该药类过敏反应有关。

10. 异常反应

注药最严重的异常反应是对潜在紫质症病人诱发急性发作。

紫质症由血卟啉代谢异常引起。硫喷妥钠能刺激 8-氨基乙酰丙酸合成酶(ALA 合成酶)活性,ALA 是卟啉原前驱物质,从而使卟啉原的产生增多。发作时急性腹痛呈阵发性绞痛,神经精神症状有迟缓性瘫痪、谵妄、昏迷等。

(五)临床应用

硫喷妥钠对呼吸循环有抑制、镇痛作用缺乏和浅麻醉时抗镇痛效应,以及在体内的再分布导致苏醒后嗜睡延长,故现今不单独进行麻醉,而主要用于麻醉诱导,是目前采用最普遍的诱导药物。也可用于抗惊厥和脑保护。

1. 麻醉诱导

硫喷妥钠在一次臂-脑循环时间内快速起效,在 1min 内作用达到高峰。由于从脑向其他组织的再分布,故单次剂量的有效作用时间仅维持 5~8min。苏醒很快,因药物可再分布到脑,所以苏醒后仍有嗜睡现象。成人诱导量为 2.5~4.5mg/kg,儿童为 5~6mg/kg,根据性别、年龄、全身情况、术前用药种类、并发症等因素酌情增减。应强调指出,硫喷妥钠与其他静脉注射的麻醉药和辅助药一样,注药速度至关重要。即使是规定的剂量,快速注射也会造成明显的呼吸循环抑制。静脉诱导时,2.5%的硫喷妥钠先注入5ml 作为观察量,视患者神志的反应及耐受程度再继续给药。在无抽搐电痉挛治疗中,硫喷妥钠诱导剂量适量减少。

2. 麻醉维持

作为平衡麻醉或全静脉麻醉,硫喷妥钠可用于维持病人神志消失。在麻醉诱导后再分次追加硫喷妥钠,每次 50~100mg,同时给芬太尼并吸入氧化亚氮,长时间的麻醉,采用分次注入和连续滴入法容易导致蓄积过量。

3. 抗惊厥

硫喷妥钠可用于痉挛和惊厥的对症治疗,迅速控制癫痫,破伤风、高热和局麻药中毒引起的惊厥。

4. 脑保护

硫喷妥钠降低脑代谢,从而对脑提供保护作用,机制可能是干扰了一氧化氮环鸟苷酸系统而抑制兴奋性传导。硫喷妥钠剂量达 40mg/kg,使脑电图呈平台状,能减弱体外循环心脏直视手术后的神经精神并发症。心肺复苏后静脉注射 30mg/kg 可用于防治缺氧性脑损伤。

第四节　肌肉松弛剂

琥珀酰胆碱是目前最常用的去极化肌肉松弛剂,在血中的浓度消除迅速,主要因为可迅速被血浆假性胆碱酯酶水解。该药起效快、时效短、肌松佳。成人首次静脉注射量为 0.8~1mg/kg,其作用在 1~2min 内出现,呼吸停止可持续 4~5min。

琥珀酰胆碱毒性低,组织释放少,在常用剂量范围内对一般病人不产生严重心血管反应,但在临床应用中可能发生一些不良反应与并发症。

一、脱敏感阻滞

长时间使用、琥珀酰胆碱总量超过 1g 时容易发生,控制总量在 0.5g 以下发生机会较少。重症肌无力、电解质紊乱、血浆假性胆碱酯酶异常的病人容易发生。琥珀酰胆碱易引起脱敏阻滞。可能是停药后肌张力恢复延迟的一个重要原因。

二、肌纤维成束收缩

琥珀酰胆碱首次静脉注射在肌松出现前引起不规则的肌颤动,这是肌纤维间不同步非协调的收缩所引起。它可引起一些不良反应,如升高胃内压、眼内压、颅内压,引起治疗后肌痛、肌球蛋白尿,以及增加耗氧量等。这种不同步非协调性收缩可造成肌纤维损伤。

三、高钾血症

琥珀酰胆碱引起去极化作用时可使血钾由肌纤维内向细胞外转移,可使血清钾升高 0.2~0.5mmol/L,这对肾功能衰竭已有高钾血症的病人有一定风险,但对一般病人无碍。

四、恶性高热

这是一种遗传性疾病,许多因素可激发其发生,其中包括琥珀酰胆碱。这种病人应用琥珀酰胆碱后下颌不松、肌肉僵硬、高热、心律失常、肌球蛋白尿和肾功能衰竭,甚至出现溶血、凝血机制障碍、急性神经系统损害。

处理方法:纯氧过度通气,积极降温,纠正酸中毒,补液利尿,治疗肌强直和心律失常,加强监测。

五、类过敏反应

琥珀酰胆碱释放组胺作用是箭毒的 1/100,偶有少数病人出现类过敏反应,以皮疹多见,少数病人出现支气管痉挛,极少数发生循环虚脱。

电抽搐治疗过程中的麻醉处理方法,可以贯穿这样一条理念,那就是麻醉程度要尽量浅,以第二信号系统消失为妥。或仅以瞬目反射消失为停止给药的指征;肌肉松弛度要尽量深;全过程正压给氧,但要注意掌握运用面罩给氧时机,在患者意识尚未消失之前不要加压,在意识恢复之前取下面罩。

第五节 常见麻醉并发症的处理

一、呼吸道梗阻

(一)原因
舌根后坠导致咽后阻塞或反流误吸致严重下呼吸道阻塞。

(二)表现
血氧饱和度下降,误吸发生后,病人可出现支气管痉挛,呼吸急速、困难,肺内可闻弥漫性湿性啰音,呈严重缺氧状态。

(三)处理
头部后仰,同时托起下颌骨,面罩加压纯氧吸入,若阻塞不能很快缓解,置入口咽通气管和鼻咽通气管,一般鼻咽通气管更易耐受,口咽通气管可能导致呕吐和喉痉挛;当发生呕吐物和反流物的误吸时,应该立即将病人置于头低位,并将头转向一侧,同时将口咽腔及气管内呕吐物和反流物吸出,此外还应给一定量支气管解痉药及抗生素,并努力支持呼吸,必要时与气管插管后用0.9%的氯化钠液进行气管灌洗,直至吸出液 pH 接近0.9%的氯化钠液为止。

二、高血压

血压增高超过麻醉前的 20%或血压升高达 160/95mmHg 以上。血压过高是指血压升高超过麻醉前 30mmHg。

(一)原因
缺氧及二氧化碳蓄积早期,MECT 刺激导致的交感神经兴奋。

(二)处理
1. 加大通气量的同时提高吸入气体的氧浓度,避免缺氧和二氧化碳的蓄积。

2. 降血压药物。新药如硝酸甘油类、钙通道阻滞剂,以及β-肾上腺组织阻滞药阻滞效果较好。

(1)硝酸盐。硝酸甘油软膏和舌下喷雾剂能轻至中度缓解MECT治疗时引起的高血压反应,但硝酸甘油会使心率加快,导致心肌耗氧增加,并不适合许多患有心脏病的患者。

(2)硝苯地平。钙通道阻滞剂能松弛冠状动脉和外周小动脉上的平滑肌,用于处理急性高血压危象,并可预防或缓解MECT治疗时所导致的高血压反应,而且运用后十分安全和有效。患者在麻醉诱导之前20min,采用舌下含化硝苯地平10mg,可使在MECT治疗时升高的收缩压降低近2/3。

(3)α-肾上腺素阻滞剂:①酚妥拉明;②可乐定。

(4)β-肾上腺素受体阻滞剂。

①拉贝洛尔。是一种在临床麻醉和MECT治疗中研究最为系统的β-肾上腺素能受体阻滞剂,在MECT治疗前90s给予5~10mg,可明显降低MECT治疗所引起的高血压、心动过速、心脏房室异位。使用拉贝洛尔通过减少外周血管阻力来降低血压,不影响心输出量和心率。拉贝洛尔的这种作用特点,对于高危或者老年患者的合并使用MECT治疗显得十分重要,因为这部分患者抽搐发作时代谢加速,需要保持患者的脑和心肌的血流灌注。

②艾司洛尔。该药是一种选择性β-肾上腺素能受体阻滞剂。对β-肾上腺素受体阻滞的作用时间较短,分布半衰期为2min,排泄半衰期为9min。比较艾司洛尔1mg/kg和拉贝洛尔0.3mg/kg降低MECT引起的高血压和心动过速相似,拉贝洛尔降低RPP 46%,艾司洛尔降低RPP 64%,这两种药都能缩短发作时间,艾司洛尔缩短19%,拉贝洛尔缩短35%,只有拉贝洛尔具有显著性。这两种药物都能安全有效地缓解MECT治疗时对血液动力学方面的反应,并能适当缩短MECT治疗时的发作时间。

③美托洛尔。是一种 β-肾上腺素能受体阻滞作用为主的药物,因此很适合用于治疗高血压和心绞痛,减少心肌梗死的发生率,降低心肌梗死后的死亡率。由于阻滞心脏异位起搏点肾上腺素能受体的兴奋而用于治疗室上性心动过速、室性心律失常、洋地黄类和儿茶酚胺引起的快速心律失常。能拮抗儿茶酚胺效应,可治疗甲状腺机能亢进引起的心律失常。在治疗剂量时,该药对收缩支气管和周围血管的作用不明显。个别病例用药后气道阻力可能增高。可用于 MECT 治疗后引起的高血压、心律失常、但对Ⅱ、Ⅲ房室传导阻滞、未控制的心功能不全、心源性休克和显著的心动过缓的患者禁用或慎用。

④心得安。是第一种用于 MECT 治疗时的 β-肾上腺素受体阻滞剂,现在临床上使用很少。

β-肾上腺素受体阻滞剂对 MECT 治疗期间的心脏异位血压和心肌耗氧方面的良好效果,只有在使用阿托品后才能完全的表现出来。

三、低血压

低血压是指血压降低幅度超过麻醉前 20% 或收缩压降低达 80mmHg。MECT 治疗时较少发生。

(一)原因

1. 全麻药的心肌抑制与血管扩张作用。

2. 血容量不足。

(二)处理

快速输液扩容,输入代血浆制剂,更有利于血压回升,必要时静脉注射麻黄碱 10mg,静脉滴注多巴胺 $3\sim20\mu g/(kg\cdot min)$,根据血压变化调整滴速。

四、咳嗽、呃逆及治疗后的恶心、呕吐

(一)诱因

1. 巴比妥类药物交感神经抑制较强，使副交感神经紧张度增高，易诱发咳嗽。

2. 胃内反流物误吸诱发剧烈咳嗽。

3. 全麻诱导时将大量气体压入胃内易诱发呃逆。

4. 去极化肌松剂琥珀酰胆碱引起胃内压增高，麻醉药引起胃贲门括约肌松弛。

5. 焦虑病人胃排空延迟是诱发治疗后呕吐的原因。

(二)处理

给予足量肌松药可有效预防咳嗽及呃逆反应，地西泮和氟哌利多药可对症治疗；在自主呼吸恢复的同时，静脉内给予12.5mg 的异丙嗪，可以预防治疗后的恶心、呕吐。氟哌利多可以止吐，同时还有镇静及导致苏醒延迟的作用。甲氧氯普胺也可用于止吐。

五、恶性高热

恶性高热不是通常麻醉中发生的单纯体温升高，是指某些麻醉药激发的全身肌肉强烈收缩，并发体温急剧上升及进行性循环衰竭的代谢亢进危象。一旦发生，危险性极高，死亡率达73%。

(一)诱因

由去极化肌松药琥珀胆碱激发。

(二)临床表现

给药后，体温急剧上升，数分钟给升高 1℃，体温可达43℃，皮肤斑状潮红发热；全身肌肉强烈收缩，上肢屈曲、下肢僵硬，角弓反张，肌松药不能使强直减轻，反而使强直加重；急性循环衰竭多表现为严重低血压、室性心律失常及肺水肿。血清肌酸磷酸激

酶极度升高,并有肌红蛋白尿;二氧化碳分压明显升高,pH 值降低。

(三)处理

1. 立即停止治疗,并以纯氧过度通气。

2. 迅速用物理降温法降温,直到体温 38℃。

3. 给予碳酸氢钠 2~4mmol/kg,纠正酸中毒及缓解高钾血症。

4. 立即静注丹曲林 2mg/kg,5~10min 重复 1 次,总量达 10mg/kg,直到肌肉强烈收缩消失,高热下降为止。

5. 10U 常规胰岛素加入 50%的葡萄糖 50ml 静脉推注,缓解高钾血症。

6. 静注甘露醇 0.5g/kg 和呋塞咪 1mg/kg,使尿量超过 2ml/(kg·h),以防止肌红蛋白尿损伤肾。

7. 糖皮质激素,有缓解肌强直降低体温作用。

8. ICU 监测 48h。

通过掌握以上 MECT 治疗中可能发生的麻醉并发症和临床处理措施并且理解电抽搐导致的生理学变化,并熟练掌握治疗期所用药物的药理学,是提供最佳的麻醉的前提条件。麻醉管理应以谨慎的态度,对围治疗期病人实施良好的监测及正确的麻醉处理,才能提高、保障治疗的安全性。改良性电冲抽搐治疗的最终效果依赖于精神科医生、麻醉医师和护理人员的密切配合。

第六节 电抽搐治疗常用药物

常备药物包括麻醉剂、肌肉松弛剂、调节交感和副交感神经的药剂,以及治疗难控制性高血压、低血压、心律失常、心肺疾病、过敏反应、延长性反作、癫痫持续发作等疾病的一线药物。

一、常备药物

1. 麻醉剂:异丙酚、依托咪酯。
2. 肌肉松弛剂:琥珀酰胆碱、阿曲库铵、罗库溴铵。
3. 抗胆碱能类药物:阿托品、东莨菪碱。

二、急救药物

MECT 治疗所致的交感肾上腺功能异常引起的心律失常,通常使用利多卡因、盐酸胺碘酮、β-肾上腺素能受体阻滞剂预防和处理。常见的快速性心律失常-室性期间收缩多见于发作后期或紧接发作后产生。频繁和多源性的室性期前收缩能促发室性心动过速和心室颤动。

1. 地高辛

(1)药效学。治疗量时有两方面作用。

①增加心肌收缩力和速度。抑制了细胞膜上的 Na^+-K^+-ATP 酶,减少钠钾交换,细胞内钠离子增加,从而使肌膜上钠钙离子交换反向激活,外排 Na^+ 同时转入 Ca^{2+},细胞内钙离子增多,作用于收缩蛋白,增加心肌收缩力和速度。

②对心肌电生理特性的影响。通过直接对心肌细胞和间接通过迷走神经作用,降低窦房结自律性;提高浦肯野纤维自律性;减慢房室传导速度;缩短心房有效不应期;缩短浦肯野纤维相对有效不应期,大剂量时增加交感神经活性。

(2)药动学。口服吸收约 75%,生物利用度片剂为 50%~80%,胶囊剂为 90% 以上。吸收和广泛分布于各组织,部分经胆管吸收入血,形成肝肠循环。表观分布容积为 6~10L/kg。蛋白结合率低,为 20%~25%,口服 0.5~2h 起效,2~6h 作用达到高峰;毒性消失,需 1~2d。作用完全消失需 3~6d。静脉注射 5~30min 起效,1~4h 作用达到高峰,持续作用 6h。治疗需要浓度为 0.5~2.0ng/ml,主要以原形经尿排泄,尿中排除为用量的50%~70%。

(3)临床应用。

①用于治疗充血性心力衰竭。对于高血压、瓣膜病、先天性心脏病所引起的充血性心力衰竭疗效较好。对于继发于严重贫血、甲状腺功能低下及维生素B_1缺乏症引起的充血性心力衰竭治疗效果差,对于肺源性心脏病、心肌严重缺血和活动性心肌炎和心肌外机械因素所致心力衰竭疗效也差。

②用于控制快速性心房扑动、心房颤动的心室率。

(4)不良反应。

①常见不良反应包括:心律失常、恶心、呕吐、下腹痛、电解质失调引起的无力软弱。

②少见的反应:视力模糊、黄视、腹泻、中枢神经系统反应。

③罕见的反应:嗜睡、头痛、皮疹与荨麻疹。

④洋地黄中毒表现:心律失常最常见,室性早搏多见,其次为房室传导阻滞、阵发性和非阵发性交界性心动过速、阵发性房性心动过速伴房室传导阻滞、室性心动过速、窦性停搏。

(5)禁忌证。

①任何强心苷中毒。

②梗阻型肥厚型心肌病(伴收缩功能不全或者心房颤动可使用)。

③室性心动过速、心室颤动。

④预激综合征伴心房颤动或心房扑动。

(6)注意事项。

①地高辛治疗充血性心力衰竭的评价:能缓解及消除症状,改善血流动力学,加强运动耐力,改善左室功能,提高生活质量。对窦性心律中的轻度、中度充血性心力衰竭患者,能增加射血分数,改善左室功能,防止病情恶化。急性心肌梗死后的左心衰竭,应少用或慎用。地高辛的主要缺点是缺乏正性心肌松弛作用,不

能纠正舒张功能障碍。

②本品可通过胎盘。

③本品可排入乳汁。

④早产儿和未成熟儿对本品敏感。

⑤老年人肝肾功能不全,表观分布容积减少和电解质平衡失调者,对本品耐受性低。

⑥下列情况应慎用:低钾血症、不完全性的房室传导阻滞、高钙血症、甲状腺功能低下、缺血性心脏病、急性心肌梗死、心肌炎、肾功能损害。

⑦用药期间应注意随访检查:心电图;血压;心功能监测;血电解质尤其是钾、钙、镁;肾功能;怀疑有洋地黄中毒时,应做血药浓度测定。

⑧有严重和完全性房室传导阻滞且伴正常血钾的洋地黄化患者,不应同时用钾盐。但噻嗪类利尿药和本品同时使用常需要给予钾盐,以防止低钾血症。

⑨本品过量及毒性反应的处理：轻度中毒者停用产品及利尿。

2. 盐酸胺碘酮

(1) 药效学:属Ⅲ类抗心律失常药。主要电生理效应是延长各部心肌组织的动作电位及有效不应期,消除返折激动。同时具有轻度的非竞争性 α 及 β-肾上腺素受体阻滞和轻度Ⅰ级和Ⅳ类抗心律失常药性质,降低窦房结自律性,对静息膜电位及动作电位高度无影响,对房室旁路前向传导的抑制大于逆向。由于复极过度延长,口服后心电图有 Q-T 间隙延长,T 波改变,短时间静注此作用不明显。静注有轻度的负性肌力作用,但是通常不抑制左室功能。对冠状动脉及周围血管有直接扩张作用。可影响甲状腺素代谢。本品特点为半衰期长,服药次数少,治疗指数大,抗心律失常谱广。

(2)药代动力学:口服吸收迟缓不规则,生物利用度约为50%。表观分布容积大约为60L/kg,主要分布于脂肪组织及含脂肪丰富的器官,其次为心、肾、肺、肝、淋巴结,最低是脑、甲状腺及肌肉。在血浆中62.1%和白蛋白结合,33.5%和脂蛋白结合。主要在肝内代谢消除,代谢产物为去乙基胺碘酮。单次口服800mg时半衰期为4.6h,长时服药为13~30d。血浆清除半衰期为40~55d。停药半年后仍可测出血药浓度。口服后3~7h,血药浓度达到峰值。大约一个月可达到稳定血药浓度,稳态血药浓度为0.92~3.75mg/ml。4~5d作用开始,5~7d达到最大作用。停药后作用可持续8~10d,偶可持续45d。静注后5min起效,停药可持续20min至4h。有效血药浓度为1~2.5mg/ml,中毒浓度为1.8~3.7mg。原药在尿中未能测到,尿中排碘量占总含碘量的5%,其余的碘经肝肠循环从粪便中排出。

(3)临床应用:口服适用于危及生命的阵发性室性心动过速及室颤的预防,也可用于其他药物无效的阵发性室上性心动过速、阵发性心房扑动、心房颤动,包括合并预激综合征及持续性的心房颤动、心房扑动电转复后的维持。可用于持续性的房颤、房扑时室率的控制。静脉滴注适用于利多卡因无效的室性心动过速和急诊控制房颤、房扑的心室率。

(4)不良反应。

①心血管:较其他抗心律失常药引起的心血管的不良反应要少。包括窦性心动过缓、一过性窦性停搏和窦房阻滞,阿托品不能对抗;房室传导阻滞;偶有QT间期延长伴扭转性室性心动过速;促心律失常作用,特别是长期大剂量和伴有低钾血时易发生;静脉注射时产生低血压,可用升压药进行治疗,注意纠正电解质紊乱,扭转性室性心动过速发展室颤时可用直流电转复。

②甲状腺:甲状腺功能亢进,可发生在停药后,除眼球突出外出现典型的甲亢征象,停药数周至数月可完全消失,少数需用抗

甲状腺药、普奈洛尔和肾上腺皮质激素治疗;甲状腺功能低下,发生率为 1%~4%,停药后数月可消退,但黏液性水肿可遗留不消,必要时可用甲状腺素治疗。

③胃肠道:便秘,少数人会恶心呕吐、食欲下降。

④眼部:服药 3 个月以上者在角膜中基底层下 1/3 有黄棕色色素沉着,与疗程和剂量有关,这种沉着会影响视力,但无永久性损害。

⑤神经系统:可出现震颤,共济失调,锥体外系反应、肌无力,服药一年以上者,可有周围神经病,减药或停药后逐渐消退。

⑥皮肤:光敏感和疗程及剂量有关,停药后较长时间才消退。

⑦肝:肝炎或脂肪浸润,转氨酶增高。

⑧肺:不良反应多发生在长期大量服药者,主要产生过敏性肺炎、肺间质和肺泡纤维性肺炎,肺泡及间质有泡沫样巨噬细胞和Ⅱ型肺细胞增生,并有纤维化,少数淋巴细胞及中性粒细胞,小支气管腔闭塞。临床表现为气短、干咳、胸痛、限制性肺功能改变。

⑨其他:可发生低血钙和血清肌酐升高,静脉注射时局部刺激产生静脉炎。

(5)禁忌证。

①甲状腺功能异常或有既往史者。

②碘过敏者。

③Ⅱ或Ⅲ度房室传导阻滞,双束支传导阻滞。

④病窦综合征。

(6)注意事项。

①交叉过敏反应,对碘过敏者可能过敏。

②本品可以通过胎盘进入胎儿体内。

③本品及代谢产物可从乳汁中分泌,服用本品不宜哺乳。

④对诊断的干扰:心电图变化,例如 P-R 及 Q-T 间期延长,极少数有 AST、ALT、碱性磷酸酶增高;甲状腺功能变化,本品抑

制周围 T_4 转化为 T_3, 甲状腺功能检查通常不正常, 但临床并无甲状腺功能障碍。

⑤下列情况应慎用:窦性心动过缓;低血压;QT 间期延长综合征;肝功能不全;肺功能不全;严重的充血性心力衰竭。

⑥用药期间应注意随访检查:血压、心电图、肝功能、甲状腺功能、肺功能、肺部 X 线片,每 6 个月 1 次。

⑦本品口服作用的发生及消除均缓慢,临床应用根据病情而异。对危及生命的心律失常用短期较大负荷量,必要时静脉给药,对于非致命性心律失常,用小量缓慢负荷。

⑧半衰期长,停药后换用其他抗心律失常药应注意相互作用。

⑨多数不良反应与疗程和剂量有关,故需长期服药者尽可能用小量有效维持量。

(7)药物相互作用。

①本品可增加华法林的抗凝作用,该作用可自加用本品后 4~6d,持续至停药后数周或数月,使用时应减抗凝剂量的 1/2,并密切监测凝血酶原时间。

②增强其他抗心律失常药对心脏的作用。可增高血浆中奎尼丁、普鲁卡因胺、苯妥英钠的浓度。和 Ⅰa 合用可加重 QT 间期延长,极少数可致扭转性室速。从加用本品起,原抗心律失常药减少 30%~50%剂量,并逐渐停药,必须合用则通常剂量减少一半。

③和 β–受体阻滞剂和钙通道阻滞剂合用可加重窦性心动过缓、窦性停搏及房室传导阻滞。

④增加血清洋地黄制剂的浓度,使用本品时洋地黄类应停药或减少 50%。如需合用应监测血清中的药物浓度。本品有加强洋地黄类药物对窦房结及房室结的抑制作用。

⑤排钾利尿药合用可增加低血钾所致的心律失常。

⑥增加日光敏感性药物。

⑦可抑制甲状腺摄取碘 [131]。

3. 利多卡因

是一种局部麻醉药,能延长心脏传导系统的不应期和提高心肌对异常刺激的阈值。主要用于有效控制 MECT 治疗引起的快速性心律失常,临床上一般静脉注射 100mg。对多源性的 VPCs 患者采用 1~5mg/min 静脉滴注,快速静注 50~100mg 利多卡因能安全有效地控制首次 MECT 治疗时的多源VPCs。如果明显减少利多卡因剂量就会减弱,甚至消除原有剂量对 MECT 发作活性的控制,从而部分或完全妨碍 MECT 治疗的效果。

4. β-肾上腺素能受体阻滞剂

拉贝洛尔和艾司洛尔不影响发作时间。

5. 治疗 MECT 后低血压的药物

主要给予血管收缩药,如肾上腺素、多巴胺、去甲肾上腺素、间羟胺。

6. 治疗 MECT 后高血压的药物

硝酸盐、硝苯地平、α-肾上腺素阻滞剂。

7. 用于心肺复苏、治疗支气管痉挛和过敏性休克的药物

主要有肾上腺素、甲基强的松龙、氨茶碱、β-肾上腺素激动剂、苯海拉明。

以氨茶碱为例说明。

(1)氨茶碱的药理特点。

①抑制磷酸二酯酶作用,提高细胞内环腺苷酸浓度,松弛支气管平滑肌,兴奋心脏和中枢神经系统。

②增强异丙肾上腺素作用。

③增强 β-受体激动药物疗效,尤其是对 β-受体激动药不敏感的患者,其增效作用更显著。

(2)临床应用。

①拮抗麻醉性镇痛药所致的呼吸抑制,可使病人呼吸恢复,意识清醒。

②用于巴比妥类、安定、γ-OH 等药物的麻醉后催醒,和药物过量的解救。

③成人一般为 2mg/kg,静脉注射。

(3)不良反应。

①头痛、头晕、恶心、呕吐。

②心动过速、血压升高或血压骤降。

③可引起烦躁不安,惊厥和癫痫发作。

8. 抗癫痫类药物

地西泮、卡马西平等。

第七节 其他药物

一、麻醉剂

氯胺酮等。

二、增补的非去极化肌松药

以筒箭毒碱为例:

(一)药理特点

1. 非去极化激素药,抗胆碱酯酶药可拮抗。

2. 静脉注射后 3~4min 出现肌松作用,持续 30~40min。

3. 35%~75%经肾脏以原形排出,其余部分经管道排泄和经肝代谢。肾功能衰竭者经管道排泄增加,可用于肾功能衰竭患者。

4. 肝功能不全者,耐受剂量增加。

5. 不透过胎盘,产妇可使用。

(二)临床应用

1. 单次静脉注射:0.1~0.2mg/kg 肌肉松弛,0.4~0.5mg/kg 可完成气管插管。

2. 分次静脉注射：气管插管后，间隔 40~60min 后，追加出量的 1/5~1/3，反复追加后肌松作用时间可显著延长。

（三）不良反应

1. 组织胺释放，引起唾液腺和呼吸道分泌物增加及支气管痉挛。

2. 交感神经节阻断，导致血压下降。

3. 支气管哮喘、重症肌无力的病人禁用。

4. 新生儿、电解质功能紊乱的病人、合用强效吸入麻醉剂时剂量酌减。

三、胆碱酯酶抑制剂

非去极化肌松药手术后常有残留肌松作用，可用抗胆碱酯酶药拮抗，常用的有新斯的明、吡啶斯的明、依酚氯胺。

（一）新斯的明和吡啶斯的明

1. 两者均为胆碱脂酶抑制剂，可阻断乙酰胆碱的水解，增加肌肉终板处乙酰胆碱的可利用度，拮抗阻滞作用，恢复肌张力。

2. 两者均是兴奋毒蕈碱受体和烟碱样受体，可引起心动过缓、瞳孔缩小、血压下降、恶心、呕吐、肠蠕动增加、呼吸道及唾液分泌增加，甚至心搏骤停。

3. 新斯的明一般用量为 0.06~0.08mg/kg，最大用量不超过 5mg，起效时间 6~8min，持续时间 55~75min。

4. 吡啶斯的明用量为 0.35mg/kg，最大用量为 20mg，起效时间 10~14min，持续时间 80~130min。

（二）依酚氯胺

1. 直接刺激终板作用，抗胆碱酯酶作用较小，应用小剂量作用时间短。

2. 应用较大剂量 1mg/kg，可使拮抗作用时间延长，起效时间 1~2min，失效 40~65min。

3. 阿托品用量可减少至 0.005~0.01mg/kg。

(三) 药物不良反应和注意事项

1. 应用肌松拮抗剂之前，应鉴别是中枢性呼吸抑制还是周围性呼吸抑制。

2. 血中肌松药浓度很高时，抗胆碱酯酶药拮抗效果不理想。因此，应待肌张力有所恢复时再行拮抗。

3. 去极化类肌松药只有在 II 相阻滞(脱敏化阻滞)才可用抗胆碱酯酶药拮抗，其 TOF 的 T_4/T_1 比值在 25% 以下时，拮抗效果好。

4. 新斯的明用量一般 2.5mg，最大用量 5mg，用量过大可能使乙酰胆碱在体内蓄积过多而阻断神经肌肉接头的传导，有可能加重阻滞。

5. 去极化类肌松剂引起的长时间呼吸抑制，难以肯定是否转化为脱敏阻滞，又缺乏监测仪器时，可以先使用依酚氯胺小剂量试用，待有确切作用后，再加大剂量或改用新斯的明。

6. 抗胆碱酯酶药拮抗效果不好时，切勿追加剂量。

7. 需要重复应用拮抗剂时，一般间隔 15~30min，不宜过短，应有充分的观察时间。

8. 使用抗胆碱酯酶药后，可引起分泌物增多，躁动不安，肌无力或阵痉，视物模糊，瞳孔缩小，多汗、恶心、呕吐、胃肠蠕动增加，腹痛，心动过缓，血压下降，呼吸困难。

9. 应用洋地黄和 β-受体阻滞剂者、支气管哮喘、肠梗阻、尿路梗阻及尿路感染者、孕妇、房室传导阻滞、心肌缺血、瓣膜狭窄、低血压或肾功能衰竭伴高血钾禁用和慎用。

四、毒扁豆碱

(一)药理特点

1. 是胆碱酯酶抑制剂，能抑制胆碱酯酶对乙酰胆碱的破坏，提高乙酰胆碱的浓度而加强作用。

2. 对中枢胆碱能神经阻滞作用的药物如东莨菪碱、阿托品、氯丙嗪和异丙嗪引起的中枢抑制和兴奋都有拮抗作用。

3. 对无明显中枢胆碱能受体阻滞作用的安定、氯胺酮、氟哌啶以及麻醉性镇痛药所致的中枢抑制,均有不同程度的拮抗作用。

(二)临床应用

1. 主要用于全麻过深或者谵妄的催醒。静脉注射 5min 产生作用,药物有效时间 30~120min。

2. 成人 3~4mg/次,儿童 0.08~0.1mg/kg 静脉注射,注射速度控制在 1~2min。

3. 先用咖啡因 0.5g 或者尼可刹米 0.375mg,混合后静脉滴注,稍后再注射毒扁豆碱。

(三)不良反应及禁忌证

1. 毒扁豆碱可引起呼吸道分泌物增多、恶心、呕吐、腹痛、唾液增多、心率减慢。

2. 消化道或尿道梗阻,哮喘、和阻塞性肺部疾患禁用。

3. 心肌缺血患者慎用。

五、抗酸剂

雷尼替丁等。

六、治疗恶心类药物

异丙嗪等。

七、非麻醉类镇痛剂

对乙酰氨基酚。

八、阿片拮抗剂

(一)药理特点

1. 纳洛酮是麻醉镇痛药的拮抗剂，没有激动阿片受体的作用,没有镇痛和呼吸抑制作用。

2. 对麻醉性镇痛剂的拮抗几乎涉及麻醉镇痛药的各个方面,包括麻醉镇痛剂所致的呼吸抑制、抽搐、缩瞳、胆管痉挛及镇痛作用。

(二)临床应用

1. 拮抗阿片类药物。

2. 拮抗呼吸抑制。

3. 阿片类药物中毒的使用。

4. 不明原因的呼吸抑制和昏迷。

5. 用于休克的治疗,可增加心肌收缩力和心排血量。对内毒素性和低血容量性休克有一定效果。

6. 成人剂量 0.1~0.4mg 或 5μg/kg，每 2~3min 注射 1 次,直至有拮抗呼吸抑制反应为止。小儿剂量为 1~10μg/kg 静脉注射,每 2~3min 注射 1 次,总量不超过 0.4mg。

(三)不良反应

1. 应用纳洛酮产生恶心、呕吐、谵妄。

2. 在使用纳洛酮拮抗麻醉镇痛药后，内源性儿茶酚胺释放增加,可引起高血压、心律失常、肺水肿,甚至心跳停止。

3. 纳洛酮静脉注射的临床作用持续时间较短，单次静脉注射纳洛酮拮抗使呼吸、意识恢复后,一旦纳洛酮作用消失,可导致再次出现呼吸抑制和意识消失。

九、其他

苯二氮䓬类。

附　录
和 MECT 麻醉相关的标准化质控文件

表一　×××医院 MECT 麻醉记录单

制表：×××

科室：	住院号：	治疗次数：	日期：	年　月　日
姓名：	性别：	年龄：	体重：	（kg）

诊断：精神分裂症　躁狂状态　抑郁状态　帕金森病致精神障碍　难治
性癫痫　其他

需干预的精神科特殊症状：拒食　功能性木僵　自伤或自残行为　冲动
攻击行为　其他

特殊情况：

麻醉前用药：阿托品 0.5mg　Ⅳ　　执行情况（　　）

麻醉用药：	计算值	实际用量（总量）
硫 喷 妥 钠	mg/kg	mg
异 丙 酚	mg/kg	mg
依 托 咪 酯	mg/kg	mg
琥 珀 酰 胆 碱	mg/kg	mg
其　　　他	mg/kg	mg

表二　麻醉过程记录单

	诱导前	诱导后	MECT	MECT后 2min	呼吸恢复	清醒
收缩压(mmHg)						
舒张压(mmHg)						
平均动脉压(mmHg)						
心率(bpm)						
SpO_2(%)						

麻醉诱导时间：　　　呼吸恢复时间：　　　完全清醒时间：

MECT治疗医师(签名)：

麻醉师(签名)：

记录员(签名)：

主要参考文献

1. 国家药典委员会.中华人民共和国药典,临床用药须知:化学药和生物制品卷.北京:人民卫生出版社,2005

2. 刘先义.临床麻醉实施程序.北京:人民卫生出版社,2000

3. 张春平.改良性电抽搐与抗抑郁剂治疗抑郁症的对照研究.广东医学,2008,29(4)593-594

4. 周小东.现代电抽搐治疗理论与实践.石家庄:河北科学技术出版社,2004

5. 刘协和,袁德基主译.牛津精神病学教科书.成都:四川大学出版社,2004

6. 刘俊杰,赵俊.现代麻醉学:第2版.北京:人民卫生出版社,2007

7. 盛卓人,王俊科.实用临床麻醉学:第4版.北京:科学出版社,2009

8. 李倬孙.电痉挛治疗学.西安:陕西科学技术出版社,2006

9. 黄雄,邓河晃,张春平.电抽搐治疗原理与临床应用.广州:暨南大学出版社,2009

10. 江开达.精神药理学.北京:人民卫生出版社,2007